終結身心腦疲勞

快眠大全

利用光線×溫度×腦科學的 123 個高效睡眠休息法

幫助過 2500 名患者、250 間企業的職能治療師

菅原洋平 / 著

王華懋 / 譯

suncolor
三采文化

U0013106

絕對有感的睡眠妙方

感謝你拿起本書。我是一名復健專業的職能治療師，在都內一家診所負責睡眠門診，同時也以企業為對象，透過改善員工的睡眠，來提升生產力，預防意外事故。

在睡眠門診和實習現場，我聽到各種睡眠問題和煩惱。從日常的一點小疑問，到困擾多年的問題等等，五花八門，不一而足。我都會從醫學角度來回答醫療與企業第一線的煩惱與疑問，解決問題。本書即是這些解決方案及個中重點的集大成。

要改善睡眠，需要科學數據及科學方法，但只是提出這些數據和方法，無法改善一個人的睡眠品質。只要上網搜尋，各種資訊取之不盡，但是要把資訊落實在自己的生活上，卻頗為困難。

基於這樣的背景，本書以試過絕對有感為目標，比起科學數據，更偏重我在第一線摸索實踐得到的方法。本書的小妙方，各別以 1 至 4 頁的篇幅說明完畢。只要從頭依序閱讀，就能培養出改善睡眠的正確心態，但也可以從感興趣的妙方立刻嘗試，因此即使忙碌，也能抽空隨手翻閱，加以活用。

　　我們自小就很少有機會學習睡眠相關知識。如果無法妥善處理睡眠問題，錯不在自己，只是因為不了解自我身體的功能罷了。許多時候只要了解睡眠原理，問題就能迎刃而解。

　　如果本書的內容能夠逐漸成為全民常識，大眾對於睡眠的不安與焦慮，應該就可以大幅減少。期待透過本書，讓睡眠從困擾變成管用的工具，讓各位的每一天變得更加充實。

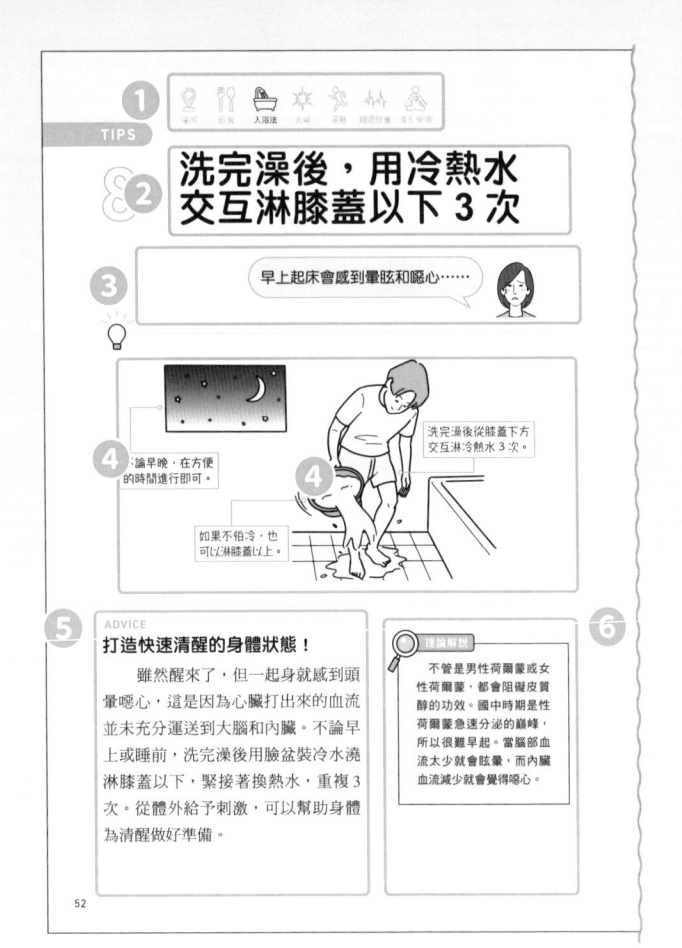

❶ 圖示

解決方法共分為場所、飲食、入浴法、光線、運動、睡眠計畫和身心管理七大類，以圖案標示，一眼便可判斷是屬於哪一類的睡眠改善妙方。

❷ 妙方

解決睡眠困擾的妙方一目瞭然。從容易做得到的項目開始執行吧！

❸ 困擾

作者經常被問到的睡眠困擾，可以先從有感同身受的部分開始閱讀。

\想知道更多/
預防眩暈，從水分補給做起

　　小時候參加集會時站太久，就會噁心、眩暈或臉色蒼白，大家是否有過這樣的經驗呢？這些症狀稱為「姿位直立性心動過速症候群」（Postural orthostatic tachycardia syndrome，POTS），或「直立不耐受」。首先要預防脫水。為了讓血液順利傳到大腦和內臟，要先確保血液量。每小時補充一次水分，就能預防脫水。

　　其次，可以交替泡冷熱水澡。泡冷水時血管收縮，血壓上升；泡熱水時血管擴張，血壓下降。輪流泡冷熱水澡，可以迅速增加血流。三溫暖就是最代表性的方法。

　　在家裡可以針對膝蓋以下輪流沖冷熱水，可以鍛鍊距離大腦最遠的小腿加速血液送往大腦的能力。很冷的冬天或許很難執行，但可以不用很冰的水，只要有冷熱溫差就可以了。

直立不耐受的特徵

● 起床困難等起立性調節障礙。
● 頭痛，站著就不舒服。
● 全身倦怠感。
● 眩暈。
● 心悸。
● 食慾不振。
● 注意力不集中。
● 不舒服。
● 睡眠障礙。
● 心情煩躁。

血壓無法提高，血液無法運送到大腦和內臟。

提高血壓，血液就會循環全身。

第 2 章　解決「賴床、起床疲勞」的 17 個醒腦對策

④ 插圖

以插圖說明解決睡眠困擾的妙方，馬上就能抓到重點。

⑤ 建議

詳細說明該項妙方的根據，以及進行時的注意事項。

⑥ 理論解說

舉出實驗例證等，解說與該項妙方相關的睡眠機制。讀完後更能理解實踐的理由。

⑦ 深入了解

更進一步理解睡眠知識。

第 **1** 章

商業人士的 8 大睡眠基本

第 **2** 章

解決「賴床、起床疲勞」的
17 個醒腦對策

第 **3** 章

解決「明明很累卻睡不著」的 31 個入眠對策

第 4 章

解決「半夜突然驚醒」的 16 個熟睡對策

第 **5** 章

解決「白天想睡覺」的
16 個擊退睡意對策

第 **6** 章

解決「睡眠時間不規律」的 16 個調整作息對策

第7章

解決「認床」的6個打造舒眠環境對策

第8章

解決「各種表現下降」的 21個睡眠復原力對策

第 **9** 章

讓成果視覺化的睡眠記錄

商業人士的
8 大睡眠基本

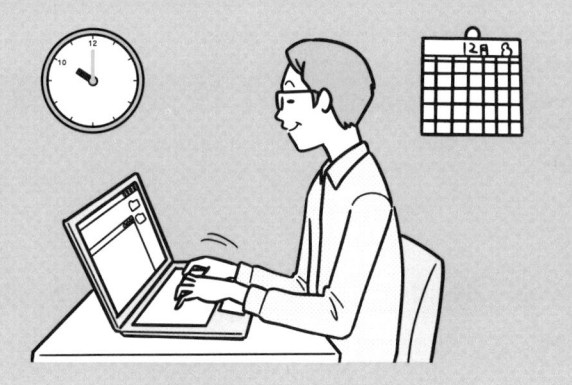

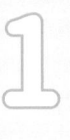

睡眠不足測驗

☐ 常踢到櫃角
本體感覺（Proprioception）

☐ 糖果含到一半就咬碎
血清素（Serotonin）

☐ 用電腦時忍不住摸頭髮或臉
組織胺（Histamine）

☐ 經常忘記自己要做什麼
工作記憶（Working memory）

☐ 愛蹺腳、托腮幫子
抗重力肌（Anti-gravity muscles）

☐ 睡前忍不住要吃東西
瘦蛋白（Leptin）、飢餓素（Ghrelin）

☐ 周圍一吵就無法專心
α 波聽覺過敏（Hyperacusis）

☐ 經常同一行字看兩遍
微睡眠（Microsleep）

☐ 對別人的言行斤斤計較
杏仁核（Amygdala）

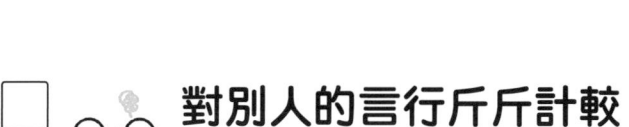

詳細解說請看下頁

解說

□常踢到櫃角：本體感覺

會踢到櫃角是因為**大腦所掌握的身體狀況，與身體實際的動作之間有落差所導致**。我們的肌肉會將伸縮的資訊傳送到大腦，告知身體現在正在做什麼動作，這就是所謂的「本體感覺」。

如果睡眠不足，本體感覺的資訊就會變得不精確。如果肌肉傳達「腳跨出多大步」的資訊不精確，有時步距其實比大腦所以為的還要大，如果就這樣走過櫃子前面，就會一腳踢上去。同樣地，過門時撞到肩膀、背包帶子勾到東西、菜刀切到手或沒拿好手上的東西，這些都是本體感覺的資訊不足造成的。

□糖果含到一半就咬碎：血清素

吃糖果時沒辦法含到最後，忍不住要咬碎，顯示體內血清素不足。血清素是一種大腦神經傳導物質，也是讓大腦清醒的物質之一，負責讓我們緩慢清醒，而不會對突來的刺激做出反應。

血清素的特徵是，容易在進行節律運動時分泌。比方說，反覆按壓手中的原子筆、抖腳、用指頭敲打桌面或原地走來走去。這些都是大腦為了補充不足的血清素，命令身體進行有節奏的運動所導致。

□用電腦時忍不住摸頭髮或臉：組織胺

用電腦時，有些人會忍不住摸頭髮、眉毛、鼻子或嘴巴。也有人會把玩領帶、項鍊或耳環。這代表讓大腦清醒的物質組織胺正在過度分泌。

睡眠不足的狀態下，從事必須讓大腦維持清醒的電腦工作或對話，由於清醒程度一下子從低水平飆升至高水平，導致組織胺過度分泌。**組織胺過度分泌，身體的敏感部位就會發癢**。

□經常忘記自己要做什麼：工作記憶

一坐到辦公桌前，就忘了本來要做什麼。有些人因為經常發生這種狀況，跑來門診看健忘問題。其實只要回到最初的地點，**再次走向辦公桌，就會想起本來要做的事了**。因為不是真的忘記，所以不是健忘，而是散漫造成的現象。

大腦有所謂的工作記憶，會把記住的事暫存在腦中，先處理眼前無關的任務，需要時再想起來。因為有這樣的功能，我們可以在做家事和工作時同時處理多項任務，但一旦睡眠不足，工作記憶的功能就會衰退。

因此睡眠不足會造成低階錯誤頻發，或繼續中斷的工作時必須花時間才能想起先前的進度等，降低生產力。

□愛蹺腳、托腮幫子：抗重力肌

我們把維持雙足步行姿勢，抵抗重力的肌肉稱為抗重力肌。抗重力肌位於下巴、腹部、臀部、大腿、小腿和背部，維持人體活動，支撐身體。

如果睡眠不足，大腦不夠清醒，抗重力肌的活動力也會衰退，導致姿勢不良。一坐下來就蹺腳，雙腳無法貼地；在桌上托腮幫子，下巴突出，彎腰駝背。如果日常生活的姿勢不良就代表睡眠不足。

請閉上眼睛，試著單腳站立。如果撐不到 10 秒就東倒西歪，不得不用另一腳撐地，極有可能是睡眠不足。

□睡前忍不住要吃東西：瘦蛋白、飢餓素

早上醒來後連續清醒超過 18 個小時以上，即使沒有特別忙碌，大腦也會能量不足。如果早上 6 點起床，那就是午夜 0 時左

右就寢。

　　大腦超過活動極限，能量不足，就會發出指令，減少飽足感荷爾蒙——瘦蛋白，並增加激刺食慾的荷爾蒙——飢餓素。我們就會飢餓、嘴饞，想要吃點甜食，或是有嚼勁的零嘴。

　　其實這只是大腦誤以為能量不足，並非真的飢餓。只要熬夜，每個人都會經歷這種餓感，但**平日確保充足睡眠的人，即使半夜覺得餓，也能克制口腹之欲。**

□周圍一吵就無法專心： α 波聽覺過敏

　　如果腦袋清醒，專心投入工作，即使周圍鬧哄哄的，也能全神貫注。**會覺得周圍的聲音擾人，是因為睡眠不足，導致大腦清醒程度低落。**顯示大腦活動的腦波，在完全清醒時有較多的 β 波（14Hz 以上），但睡眠不足，大腦清醒程度低落時，就有更多 $8 \sim 13$Hz 的 α 波。α 波一增加，聽覺就會變得敏感。受到聽覺過敏的影響，我們會過度被周圍的動靜打擾。

□經常同一行字看兩遍：微睡眠

　　或許你也有這樣的經驗：同一行字看兩遍、打字時選錯字、明明有在聽，卻無法複述對方的話。

　　這些都是所謂的「微睡眠」現象。這是大腦無自覺睡著的現象，睡眠不足時經常發生。當我們感到昏昏欲睡時，就是大腦在警告活動瀕臨極限了。

　　但有時我們會忽略大腦發出的警示訊號，繼續活動。於是大腦就會在不影響作業的範圍內停止神經活動，也就是進入微睡眠狀態，維持基本活動。**微睡眠是 2 至 7 秒的極短暫睡眠，人並沒有睡著的自覺，但有超過五成以上的機率會犯錯。**雖然不是重大疏失，但若是置之不理繼續工作，最終將會釀成重大的人為錯誤。

□對別人的言行斤斤計較：杏仁核

有個實驗是故意讓健康的人處在睡眠不足的狀態下，觀察大腦影像後發現杏仁核越來越活躍。杏仁核是大腦中一小塊形似杏仁的區域，對於所見所聞等刺激，會判斷是否造成威脅，並提高身體代謝，挺身戰鬥或拔腿就逃。

如果杏仁核過度活躍，微小的刺激就會引發反應，即使是平和的人際相處，也會將他人的言行舉止解讀為居心不良，用不必要的攻擊態度應對。如果事後冷靜回想，納悶「我怎麼會態度那麼差？」這就是睡眠不足導致杏仁核過度活躍，而引發的反應。

2 判斷睡眠不足的標準

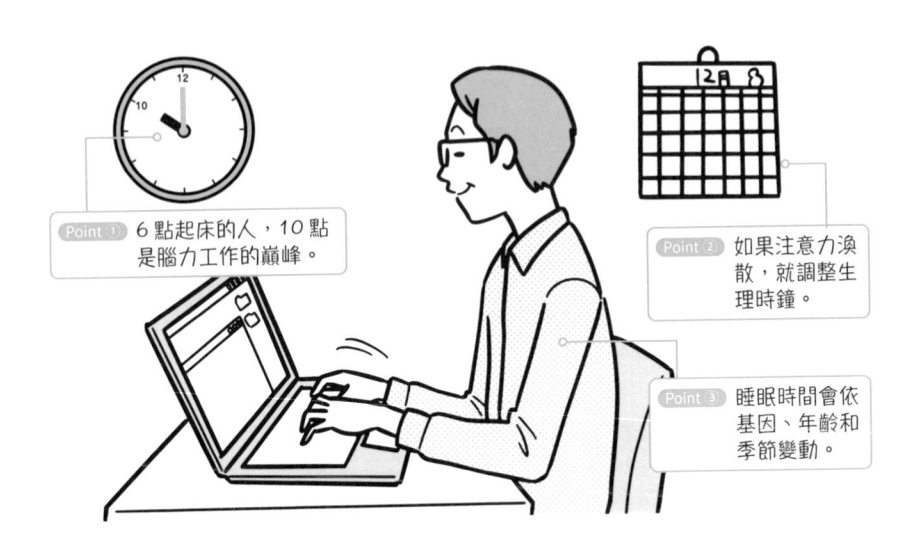

Point 1 6 點起床的人，10 點是腦力工作的巔峰。

Point 2 如果注意力渙散，就調整生理時鐘。

Point 3 睡眠時間會依基因、年齡和季節變動。

◆ 打造腦力工作的巔峰

　　許多人應該都很好奇，最適合自己的睡眠時間是幾小時？適合的睡眠時間，不僅因人而異，還會隨著季節和年齡而變動。**最為一體適用的判斷標準，就是起床後 4 小時不會感到昏昏欲睡。**起床後 4 小時是腦波最為活躍，一天當中大腦最清醒的時段。我們要以腦力工作的巔峰會落在這個時段為目標，來調整睡眠節律。

　　受基因影響，每個人合適的睡眠長度不同，因此與其和別人比較，有自己的一套標準更重要。睡眠時間會隨著日照時間而不同，夏至和冬至甚至會相差到 2 小時。隨著年齡增長，睡眠時間會逐漸縮短，主要是因為基礎代謝率下降，以及睡眠期間的資訊處理效率提升。

改善睡眠的基本步驟

◆ **滿足三要點，一覺好眠**

　　要獲得適切的睡眠，必須滿足以下三要點。

① 優質睡眠

　　滿足優質睡眠的條件是睡眠效率達到 **85%** 以上（P.23 會有詳解），醒來時覺得頭腦和身體都很輕盈，精神和體力比睡前更好。起床後 4 小時可以發揮專注力，不感到睏倦，這樣就能算是高品質的睡眠。

② 不會在白天不恰當的時段昏昏欲睡

　　早上醒來 8 小時後，會受到睡眠—清醒節律的生理時鐘影響，開始想睡。過了這個時段，頭腦會再次清醒，然後睡前又感到睏倦。除了一天只有兩次睡意以外，其他時段都神清氣爽，是最理想的。

　　純粹睡眠量不足的情況，會在不恰當的時段昏昏欲睡，但只要增加睡眠量，睏意就會消失。**睡眠量的基準是，一星期 50 小時以上。**這也是因精神疾病而留職停薪後，復職時用來評估健康程度的標準。

③ 睡眠滿意度高

　　如果對睡眠抱持過高的理想，就很難滿意目前的睡眠品質。比方說，如果認定「只要想睡隨時都可以 3 秒入睡，並且一覺到天亮，中間都不會醒」才是理想的睡眠。那麼如果半夜醒來，即

使接著立刻睡著，也會懊惱自己沒有睡好。

　　相反地，認為「即使半夜醒來，只要白天精神飽滿，這樣的睡眠對現在的我就夠好了」的人，就是擁有了好的睡眠品質。只要從本書得到正確的睡眠知識，並打造出適合自己的睡眠節律，睡眠滿意度自然就會提升。

① 不在床上做睡覺以外的事

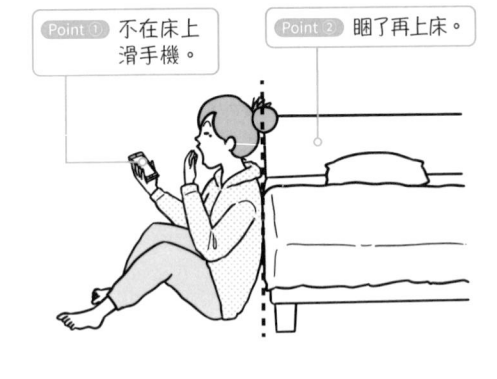

Point ① 不在床上滑手機。

Point ② 睏了再上床。

大腦的海馬體（Hippocampus，又稱海馬迴），只要記住行為的地點資訊，就會活用這項記憶，讓下次的行為更順暢。只要在相同地點重複相同行為數次，紋狀體（Striatum）就會取代海馬，讓行為自動化、習慣化。習慣養成的基準是 4 天。培養出有益大腦的習慣吧！

讓大腦記住「床＝睡眠」

　　大腦會把行為和地點做配套的記憶，以便下次到了相同地點時，可以迅速做出相同行為。如果在床上滑手機或看書，大腦就會記住床是看圖片影像、閱讀文字的地點。這是錯誤的記憶，因此有必要讓大腦重新記住床是用來睡覺的地方。**避免在床上做睡覺以外的事**，覺得睏了就兩手空空上床睡覺吧！

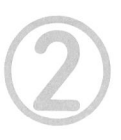 **不想睡就不上床**

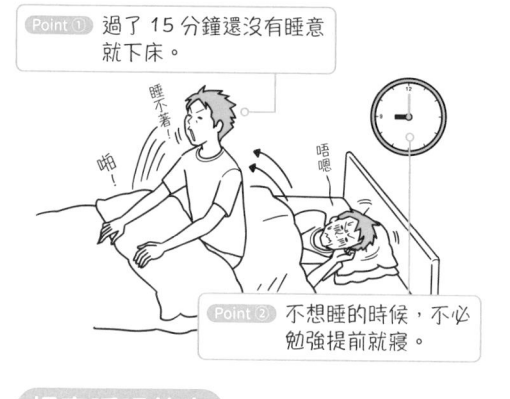

Point① 過了 15 分鐘還沒有睡意就下床。

Point② 不想睡的時候,不必勉強提前就寢。

大家可能會擔心延後就寢會縮短睡眠時間。但如果不睏,也只是躺在床上而已,實際的睡眠時間還是一樣。

提高睡眠效率

　　人類的大腦體積龐大,需要一段時間才能入睡。一般來說,躺下後閉上眼睛 10 分鐘左右就會入睡。但如果躺下後 15 分鐘還睡不著,接下來 1 個小時大概也睡不著,這就是大腦天生的機制。**躺在床上輾轉反側,想東想西,大腦就會誤認為床上是思考的地方。**因此要避免過早就寢,等到大腦感到睡意再說。

　　醫療機關以**睡眠效率**來判定有無睡眠問題,計算方法是「**睡眠時間 ÷ 躺在床上的時間 ×100**」。假設躺在床上的時間是晚上 12 點到隔天早上 7 點,凌晨 2 點睡著,那就是 $5 \div 7 \times 100 \fallingdotseq 71$,睡眠效率為 71%。

　　睡眠效率達到 85% 以上,就代表睡眠時間沒問題。睡眠效率 85%,等於上床 30 分鐘後入睡,醒來後約 30 分鐘就可以下床。這個狀態持續 2 週以上,即使提前就寢,也能順利入睡。

　　如果提前 1 小時以上入睡,有時會在半夜醒來,因此建議一次提前 30 分鐘就好。找到可以輕鬆入睡,白天又不會感到睏倦的時間。

睡眠效率算式

① 上床時間？ 　　　　　　　　　　　　　 ▢ 點 ▢ 分

② 起床時間？ 　　　　　　　　　　　　　 ▢ 時 ▢ 分
　　※睡回籠覺的話，就是記錄最後下床的時間。

③ 實際的睡眠時間約有多長？ 　　　　　　 ▢ 時間 ▢ 分
　　※不包括回籠覺和小睡的時間。

④ ①到②的時間（躺在床上的時間） 　　　 ▢ 時間 ▢ 分

⑤ ③ ÷ ④ ×100 ＝ ▢ ％

計算例
① 0點10分　② 6點40分　③ 6小時　④ 6小時30分＝6.5小時
⑤ 6 ÷ 6.5 × 100 ≒ 92.3%

「早睡早起」的錯誤觀念

　　我們從小就學到應該要早睡早起。或許是因為被灌輸了先睡後起的成見，一聽到規律作息，大部分的人就會想到「固定就寢時間」。關於這點會在第 1 章第 4 節深入說明。

　　大腦的機制是醒來之後，感受到光線，然後在 16 個小時後產生睡意。也就是說，如果起床時間不固定，即使入夜了也不會想睡。所以只固定就寢時間，會加劇難以入睡的困擾。往後聽到規律作息，就要自動解讀為「固定起床時間」。

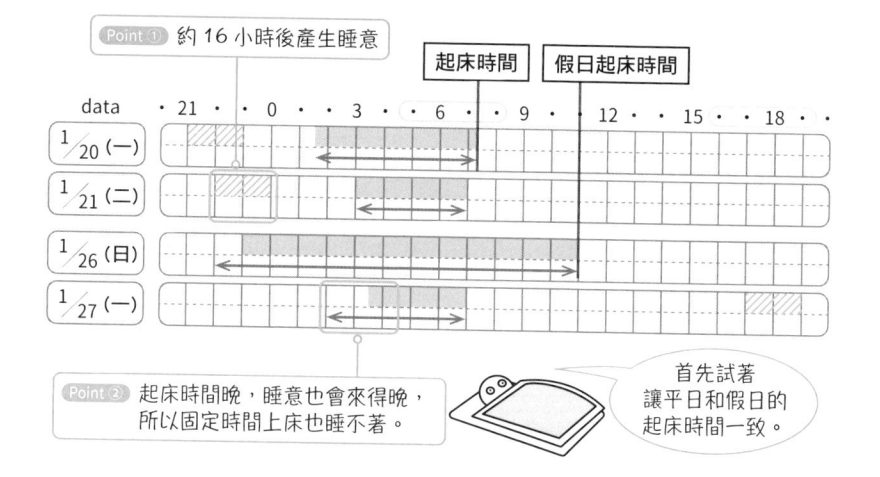

Point① 約 16 小時後產生睡意

起床時間　假日起床時間

data ・21 ・ ・ ・ 0 ・ ・ 3 ・ ・ 6 ・ ・ 9 ・ ・ 12 ・ ・ 15 ・ ・ 18 ・ ・

1/20 (一)

1/21 (二)

1/26 (日)

1/27 (一)

Point② 起床時間晚，睡意也會來得晚，所以固定時間上床也睡不著。

首先試著讓平日和假日的起床時間一致。

先從假日前開始實驗

　　或許大家會擔心，「要是等到想睡了才上床，會不會熬到隔天早上都沒睡？」既然如此，就挑選即使睡眠不足也沒關係的假日前一天實驗看看吧！

　　另外，我也建議進行第 9 章第 2 節會提到的睡眠記錄。只要學會記錄，就能了解大腦實際的入睡時間，可以清楚知道就算提前 1 小時上床也睡不著。或是即使覺得根本整晚沒睡，其實在黎明時分打盹了 1、2 個小時。

　　睡不著本身不是問題，而是睡不著的不安與焦慮才是問題。別再強迫自己入睡，只要了解實際的睡眠狀況，就能輕鬆不少。

③ 調整生理時鐘以 2 週為單位

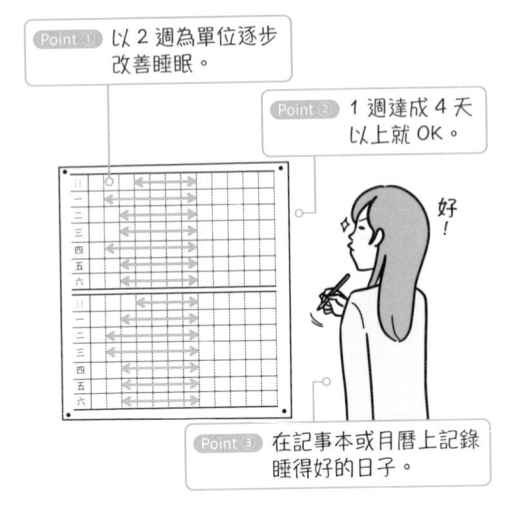

Point 1 以 2 週為單位逐步改善睡眠。

Point 2 1 週達成 4 天以上就 OK。

好！

Point 3 在記事本或月曆上記錄睡得好的日子。

1 天的週期稱為晝夜節律（Circadian rhythm），circa 為大約之意，diem 為一日之意。1 週的週期則是約週節律（Circaseptan rhythm），2 週則是約雙週節律（Circadiseptan rhythm）。睡眠變化以 2 週為單位，只要強化第一個 2 週的節律，接下來的 2 週就會自動同步，變得更為規律。

1 週 4 天就能有效改善睡眠問題！

生理時鐘會配合比例較高的規律，因此只要理想中的規律過半，就會成為基準。所以**每週要達成 4 天以上強化規律行為**的目標，那麼**出現睡眠問題的頻率就會減少，生理時鐘自然就會改善**。

注意 2 個時段

減少不睏卻躺在床上的時間，不光是就寢時如此，起床後也一樣。有些人會在醒來後繼續躺在床上滑手機，這樣大腦會把床當成使用視覺和語言的場所。早上醒來第一件事就是下床，直接走向窗邊是最理想的動線。其實只要離開床鋪再使用手機，做出行為區隔就足夠了。

有時候白天會想躺下來休息。這個時候最好把午休的地點和晚上睡覺的地點分開。**對大腦來說，休息和睡眠是完全不同的活**

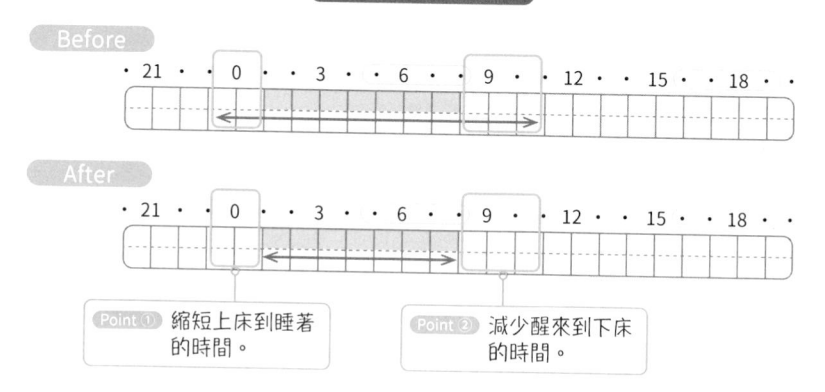

注意 2 個時段

Before

21 ·· 0 ·· 3 ·· 6 ·· 9 ·· 12 ·· 15 ·· 18 ··

After

21 ·· 0 ·· 3 ·· 6 ·· 9 ·· 12 ·· 15 ·· 18 ··

Point① 縮短上床到睡著
的時間。

Point② 減少醒來到下床
的時間。

動。把床鋪當成睡覺專屬的地點,就能提升睡眠品質。

小套房也能舒適入睡的巧思

曾有人問我,小套房裡吃飯、工作和睡覺都在同一個空間,該怎麼辦?方法是一樣的,讓大腦從視覺上學習不同區域進行不同行為的規則就可以了。

日常生活只使用床尾的下半部;起床後絕不碰床頭的上半部,也不堆放物品;只有睡覺時才使用整張床。只要像這樣區分使用場域,即使是小套房,也有助於改善睡眠。

如果是使用日式床墊,即使是同一個活動空間,只是把床墊收起來,就可以在視覺上變成不同的場所。習慣睡前滑手機的人,建議在寢具收起來的狀態下使用,滑完手機再鋪床。

4 調節生理時鐘的光線法

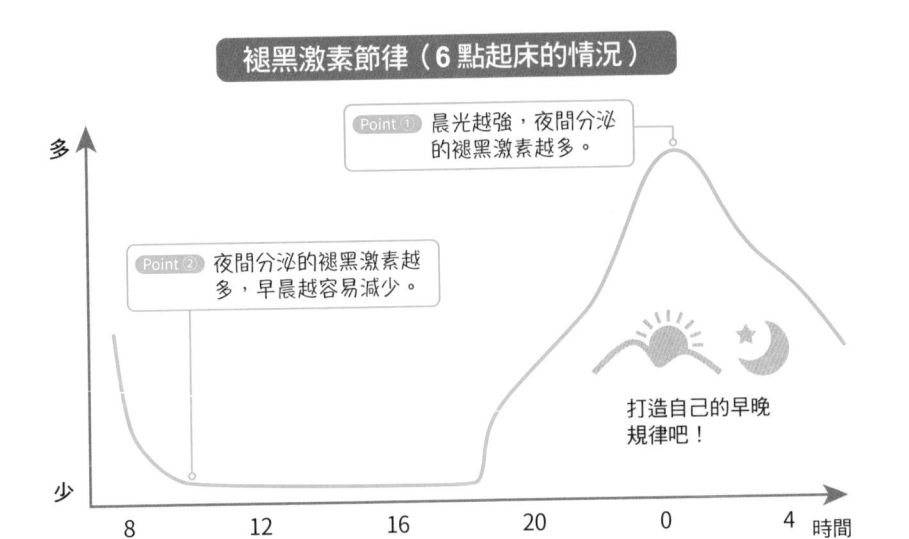

褪黑激素節律（6點起床的情況）

多

Point① 晨光越強，夜間分泌的褪黑激素越多。

Point② 夜間分泌的褪黑激素越多，早晨越容易減少。

打造自己的早晚規律吧！

少

8　　12　　16　　20　　0　　4　時間

◆ **強化褪黑激素節律！**

　　決定一天長度的褪黑激素（Melatonin），視網膜感知到早晨光線後就會停止分泌，並且在 16 小時後增加。只要強化這個節律，早晨就能清爽醒來，晚上自然感到睏倦。**最好的方法是，早晨醒來後盡快移動到距離窗邊 1 公尺以內的範圍。**

　　待在窗邊 1 公尺以內進行早晨活動，例如滑手機或看報紙，只要 10 分鐘褪黑激素就會減少。如果可以走出陽台到戶外，即使只有短短 1 分鐘，在臨床上也具有調節生理時鐘的功效。假日想要睡回籠覺時，只要睡在窗邊 1 公尺以內的地點，就能避免生理時鐘失調。

相位反應曲線

　　褪黑激素節律會根據感知光線的時段前移或後移。睡眠生理時鐘的「相位」是指身體會依據畫夜節律的變化，形成週期性的改變。一般會以 24 小時為基準。

　　平均來說，起床前的 2 小時是相位發生改變的分歧點。**如果起床前 2 小時（6 點起床的話，就是清晨 4 點前）感知到強烈光線，相位就會往後移，變成熬夜和賴床的節律。**這就是為什麼睡覺時房間太亮，晚間就不容易感到睏倦的原因。

　　在起床 2 小時前之後感知到光線，相位就會往前移，變成早睡早起的節律。相位反應最強烈的時間，是起床 1 小時以內，接下來時間越久，光線造成的相位反應就越弱。

　　起床後經過 4 小時，即使感知到光線，相位也不容易往前移。因此即使沒有要出門的打算，最晚也必須在起床後 4 小時以內進入窗邊 1 公尺的範圍內，或是外出曬太陽。

相位反應曲線

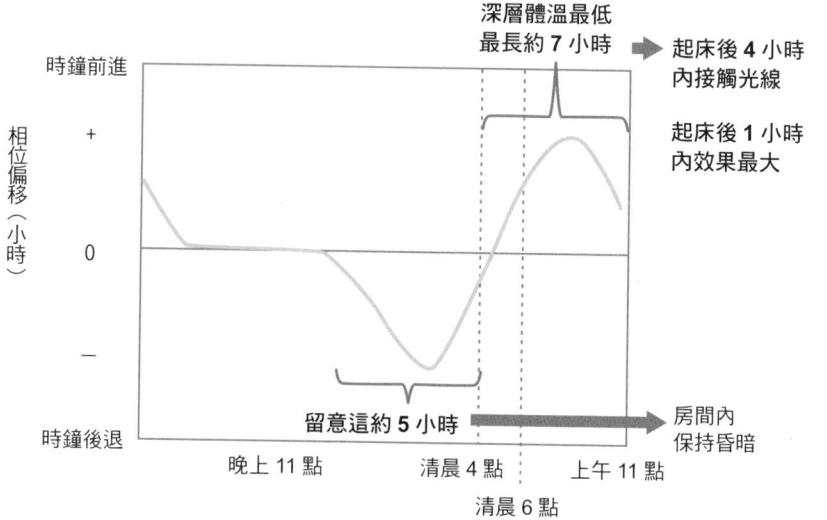

◆ 上床前 3 小時調暗光線

和晨光一樣，夜晚保持昏暗也很重要。現代化的生活即使入夜了也亮如白晝，因此必須刻意營造昏暗環境，否則會減少褪黑激素的分泌。一般來說，房間的天花板頂燈亮度約是 500lux。從回家到就寢，在 500lux 的房間待上約 3 小時，要在夜間分泌的褪黑激素的量就會減少 50％。**褪黑激素具有清除體內活性氧（Reactive oxygen species，ROS）的功效，因此在沒有分泌足夠褪黑激素的狀況下入睡，是無法消除疲勞的。**

所以要盡量降低房間的亮度，只留一盞夜燈等等，避免光線直射眼睛。只要 4 天，就能習慣昏暗的環境。可以嘗試後面章節介紹的黑暗伸展操，以及熄掉浴室燈光的入浴法等等，營造黑夜感讓大腦自動入眠。

褪黑激素

視網膜感知到光線，體內時鐘的最高司令官視交叉上核（Suprachiasmatic nucleus，SCN）便會命令松果體（Pineal body）分泌褪黑激素。每個人的體內時鐘週期長短不同，但人體可以藉由停止分泌褪黑激素，以 24 小時為週期生活。日本人一天的體內時鐘平均為 24 小時 10 分。

此外，對光線反應的強弱取決於基因。天生光線感受度較高的人，視網膜細胞較多，容易受到光線影響。如果進入陰雨連綿的梅雨季，便會一早就憂鬱消沉，或十二月日出時間變晚，早上就爬不起來，代表容易受到光線影響。如果積極營造早晚光線，會更容易調整生理時鐘。

5 調整生理時鐘的體溫對策

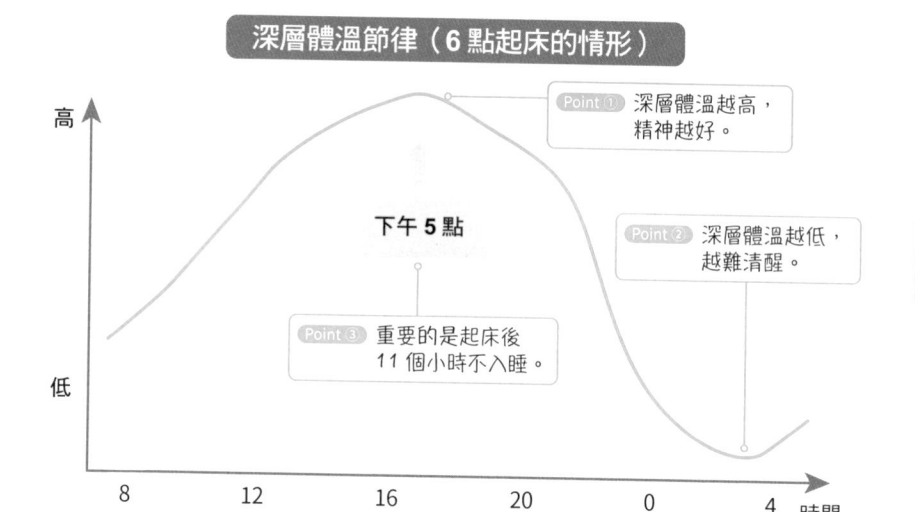

深層體溫節律（6 點起床的情形）

高

下午5點

低

Point① 深層體溫越高，精神越好。

Point② 深層體溫越低，越難清醒。

Point③ 重要的是起床後 11 個小時不入睡。

8　　12　　16　　20　　0　　4　　時間

◆ 傍晚絕對不可以睡覺！

　　內臟溫度的深層體溫，一天之中有高有低。週期是在起床後 11 個小時達到高點，22 個小時後低點。**人類的深層體溫越高精神越好，深層體溫越低越難清醒**。深層體溫不同於體溫計測量的表層體溫，只能從直腸測量。

　　表層體溫會隨著外在氣溫調整，氣溫升高就會流汗散熱，氣溫降低就會起雞皮疙瘩蓄熱，維持深層體溫。

　　深層體溫會隨著時間規律變化，妥善利用這個規律，就能在白天維持好精神，夜晚一覺好眠。若是在深層體溫最高的傍晚睡覺，晚上就會難以入睡。

◆ 傍晚要活動身體

想要一夜好眠，絕對要避免的行為就是在傍晚睡覺。如果在深層體溫節律來到最高點的傍晚睡覺，這時的深層體溫就會下降。如此一來，深層體溫的高低起伏就會減少，導致原本要在晚間下降的深層體溫無法降低。要睡得熟，深層體溫驟降是必要條件，因此即使睡著了，睡眠品質也不會好。

相反地，如果能在深層體溫最高的時段，讓體溫更進一步升高，由於夜晚體溫急速下降，會更好入睡，睡眠品質也提升了。因此為了得到優質睡眠，在傍晚提高體溫十分重要。

要提高深層體溫，活動產生熱能的器官——肌肉十分有效。傍晚多運動，夜晚就能睡得越香。

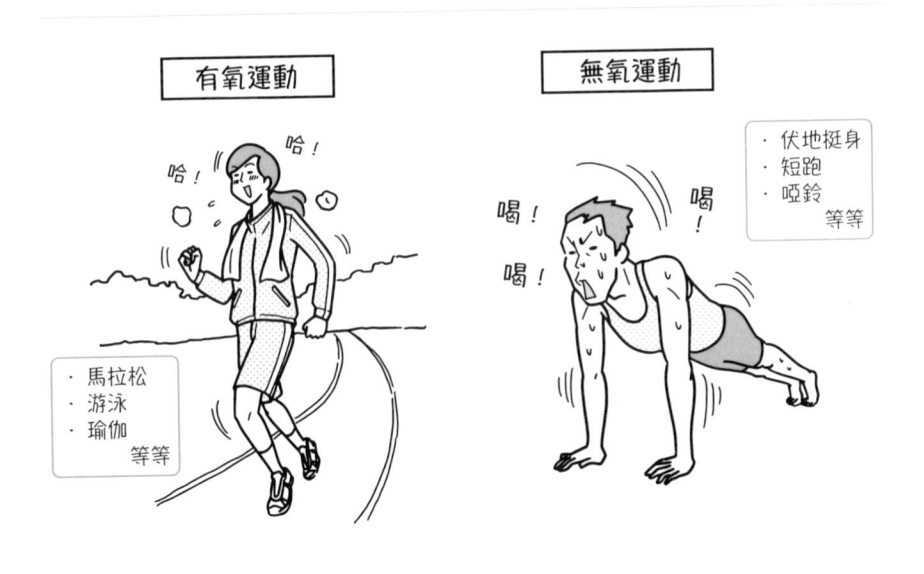

◆ 肌力訓練比有氧運動更能提升睡眠品質

近年研究發現，肌力訓練有助於提高睡眠品質。肌肉量增加就能透過活動身體，有效提高深層體溫。所以想要提升睡眠品質，與其 1 星期只有 1 天劇烈運動，不如每星期做 4 天輕度運動更有效果。沒有運動習慣的人，**先從避免在假日傍晚小睡做起吧！**小睡之後雖然可以恢復精神，同時也代表晚上會睡不著。

可以做到避免在傍晚睡覺的話，下一步就是不要躺在床上。比起坐著，走路更能提高體溫，如果運動，就能更進一步提高體溫。可以試著規劃一天行程，在傍晚從事提高體溫的活動。那麼，什麼樣的肌力訓練比較好？從以前做過的運動項目中挑選是最好的做法。比起挑戰特別的運動，要以能持之以恆為優先。

深層體溫

深層體溫比表面體溫更高，最高與最低體溫之間相差約 1 度。大家或許會疑惑，既然深層體溫越高，人越有精神，那為什麼不時常保持高溫就好，會高低變動呢？深層體溫高，代表細胞分裂旺盛，會對大腦和身體造成負擔。如果持續一整天，細胞會死光，因此需要降低細胞活動來減輕負擔。

當大腦受到損傷時，為了避免進一步傷害身體，會採取腦部低溫治療法，降低體溫讓大腦活動降載。可以想成相同的狀況每天晚上都在體內上演，讓我們隔天也能生龍活虎。為了白天能精力充沛，夜晚必須有效降低深層體溫。

◆ 溫暖身體，深層體溫就會下降

看到降低深層體溫，可能會以為最好在睡前讓身體保持涼爽，但這是錯的。溫暖身體，深層體溫才會下降。必須留意這一點，不能搞錯了。**如果在睡前降溫，身體就會為了不失溫，反而**

讓深層體溫維持在高點。如果就這樣入睡，就無法進入深沉睡眠，早上醒來後依舊無法擺脫疲勞。

雖說保持溫暖再就寢比較好，但如果開著電熱毯入睡或是睡在暖桌裡，只靠電力維持固定溫度，身體就算流汗散熱，也無法降低深層體溫，一樣會影響睡眠品質。所以不是睡前才開始準備，而是**以傍晚提高體溫為原則，睡前則要打造讓身體容易散熱的環境**。

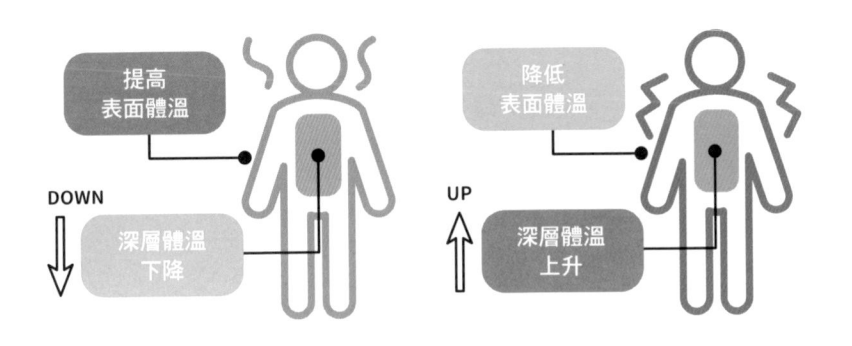

表面體溫與深層體溫的關係

提高
表面體溫

DOWN

深層體溫
下降

降低
表面體溫

UP

深層體溫
上升

6 調整生理時鐘
的大腦對策

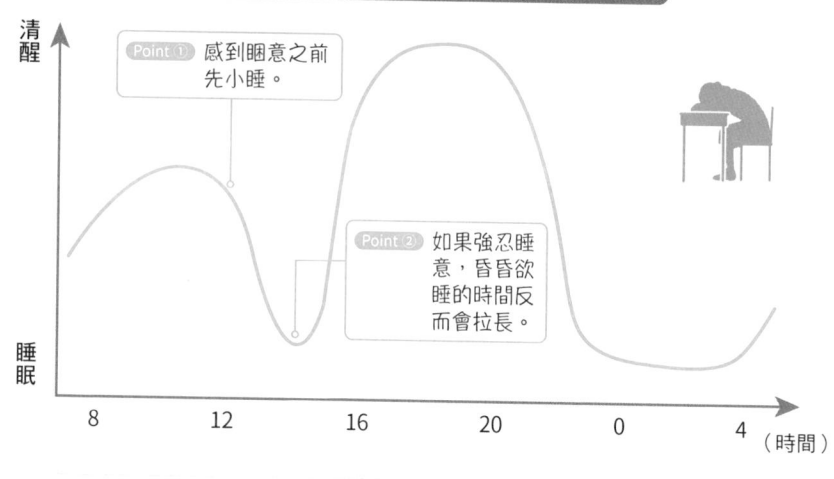

睡眠—清醒節律（6 點起床的情形）

Point 1 感到睏意之前先小睡。

Point 2 如果強忍睡意，昏昏欲睡的時間反而會拉長。

清醒

睡眠

8　　12　　16　　20　　0　　4 （時間）

◆ 大腦一天有 2 次會停止運作！

　　大腦的運作節律是一天當中有兩個時段會感到睏倦，容易想睡的時段是起床後 8 小時和 22 小時。午餐後人會昏昏欲睡，但根據實驗結果，即使是每小時少量進食或禁食，一樣會在這個時段想睡，這顯示人體的睏倦節律與飲食無關。

　　至於起床後 22 小時的睡意，應該也很多人體驗過，像是即使失眠，也會在黎明時稍微感到睡意。或是即使熬夜，也會在這個時間想睡覺。為了讓大腦發揮原有的能力，就必須配合這個節律在對的時機入睡，強調睡眠與清醒的張弛。

受到睡眠—清醒節律的影響，起床後 8 小時（6 點起床的話，就是 14 點）感到睡意是自然現象，但**如果強忍睡意，結果不小心打盹，即使驚醒之後，還是會忍不住想睡**。這種現象就叫做睡眠慣性。

一旦腦波進入睡眠模式，醒來時便無法突然切換，睡眠狀態的腦波依然殘留不去。結果就會頭昏腦脹，嚴重時甚至會頭痛。如同慣性法則一樣，睡眠也是沒辦法一下子說停就停。平日睡眠充足，並會刻意安排小睡的人，就不容易發生睡眠慣性的狀況。預防睡眠慣性，也有助於提高生產力，因此為了客觀管理大腦功能，可以利用接下來要介紹的小睡法。

◆ 小睡的 4 大要點

要充分計畫小睡，有以下 4 個要點。

① 搶在睏倦前就先閉目養神

在感到睏倦之前，可以選在起床後 6 小時先閉眼小睡，預防睡眠慣性。

② 閉目養神的時間以 1 ～ 30 分鐘為限

雖然是小睡，但沒必要真的睡著。只是閉上眼睛，腦波就會出現緩慢的 α 波，稍微恢復精神。

③ 坐著閉目養神

如果躺下來睡，就會進入深沉睡眠，造成晚間的睡眠品質下降。所以只需要靠在躺椅上，消除睡意就好。

④ 複誦 3 次幾分鐘後要醒來

研究發現複誦 3 次「1 分鐘後要醒來」，心跳就會在醒來前加快，身體自動做好轉醒的準備。

第 5 章更進一步介紹計畫小睡的方法。

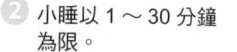

計畫小睡的 4 大原則

1 搶在睏倦前（起床 6 小時後）小睡。

2 小睡以 1～30 分鐘 為限。

3 坐著閉目養神。

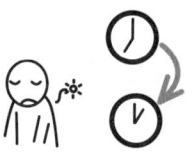

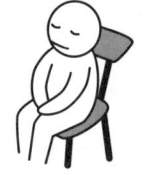

4 複誦 3 次預定醒來的時間。

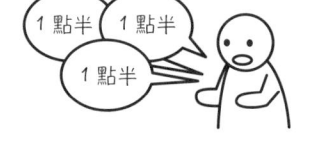

1 點半　1 點半　1 點半

適當的小睡長度

時間	消除睡意
1～5 分	○
6～30 分	◎
31 分～	晚上會睡不著

睡眠物質

　　關於睡眠—清醒節律的成因，仍有許多不明瞭的地方。目前最有力的說法是受睡眠物質的影響。前列腺素 D2（Prostaglandin D2）在我們清醒時，就逐漸在腦脊髓液中累積。當前列腺素 D2 累積，腺苷（Adenosine）就會增加。腺苷是白天活動時所需要的能量三磷酸腺苷（Adenosine triphosphate）的最終代謝物。腺苷會增加抑制神經的 GABA，而 GABA 抑制讓大腦清醒的組織胺，人就會想睡。也就是活動能量代謝後，就變成睡眠物質發揮作用的循環。

7 一有狀況立刻就能醒來的快速動眼睡眠

◆ 快速動眼睡眠能察覺危險！

即使在睡夢當中，一遇到地震就能醒來，是因為快速動眼睡眠（Rapid eye movement，REM）會對危險的刺激做出反應。這是生存絕對必要的機制。快速動眼睡眠通常占一天睡眠的 25%，如果生理時鐘不規律，**快速動眼睡眠增加，就會被一點動靜吵醒**。打造深眠的睡眠形態，並兼顧恢復疲勞與危機管理是很重要的。

◆ 乙醯膽鹼增加，就會對刺激有反應

存在腦幹的橋腦背側的乙醯膽鹼（Acetylcholine）神經，會啟動快速動眼睡眠。乙醯膽鹼製造接近清醒的腦波，與快速動眼期、心跳和脈搏突然加速等自律神經的變動有關。此外，乙醯膽鹼也會影響附近的麩胺酸（Glutamic acid）神經，降低肌肉緊張。

快速動眼睡眠期間，人容易對應當注意的事物做出反應。動物即使在毫無防備的睡眠當中，仍隨時警覺周圍有無敵人。這套機制有時也會無意義地發動，也就是床上擺著與睡眠無關的物品時。手機、平板、收音機、書和飲料等等，平常這些東西會吸引我們的注意力，但如果放在睡眠區域裡，大腦就會認定「應該安全的領域裡有敵人」，對它們產生反應而醒來。為了讓大腦安心入睡，不要在床上做除了睡覺以外的事，也**不要擺放任何與睡眠無關的物品**。

比起理論，
舒適度才是第一優先

◆ 舒適比理論更重要！

睡眠不是人生目的，而是為了達成目的的手段。選擇安眠措施時，最優先考量的是舒適度。理論上來說想睡時才能上床，但如果待在床上讓你最舒服的話，就選擇在床上看書吧！想改善睡眠問題，最需要消除的就是不安和痛苦。

睡回籠覺或週末熬夜會打亂睡眠節律，但如果這對你來說是很大的樂趣，就徹底享受它吧。**最要避免的是在毫無自覺的情況下熬夜**。比方說明明不打算熬夜，卻因為看影片熬到三更半夜——這種無預期的行為，不僅無法讓人樂在其中，還會打亂睡眠，百害而無一利。

如果硬性規定自己「每天必須早睡」、「假日也一定要早起」，生活只會喘不過氣。想熬夜時就決定「今天就熬夜吧」，當天做好享受熬夜時光的準備。如此一來，偏離的節律也很快就能恢復正常。睡眠的技術，要運用在享受人生上。

◆ 檢查自己的行動是否帶來舒適

改善睡眠需要科學根據，但光靠理論，無法改變人的行為。請客觀審視自己的行為，是否有舒適感。不要被成見和世俗說法牽著鼻子走，重視自己的感受，增加愉悅的時間更重要！

避免進入工作狂狀態

過度依賴工作的工作狂

工作狂（Workaholic）的定義是「強迫式而且過度拚命工作的傾向」。不是為了社會或經濟等外在因素，而是一種無法控制「非工作不可！」的內在衝動。比方說，連假日都必須工作，否則會感到焦慮的人要小心了。普遍認為工作狂是個人個性或觀念的問題，但研究發現，當睡眠量和品質下降時，就容易陷入工作狂的狀態。

固定起床時間，累積睡眠量

工作狂與睡眠密不可分。有項針對護理師的研究發現，符合工作狂定義的人，與並非工作狂的人相比，睡眠不足感多出 3.4 倍，過度的睡意多出 5.4 倍，起床困難感多出 2.6 倍。為了避免工作成癮，改善睡眠很重要。必須刻意提醒自己在固定時間起床工作，加班的隔天則以午睡來累積睡眠量。

針對職業壓力的調查發現，加班時間 61～80 小時的男性，也就是加班時間過長的人，儘管覺得疲勞，卻又感到興奮活躍。這是因為加班時間過長，人體會陷入一種陶醉感，推測這有可能與 β 腦內啡（β-Endorphin）有關。

因為 β 腦內啡帶來的「跑者愉悅感」（Runner's High），會讓人難以察覺身體活力已經流失，持續對身體造成負擔，如果在這種狀態下繼續工作，很可能引發心臟疾病或憂鬱症。

第 2 章

解決「賴床、起床疲勞」的 17 個醒腦對策

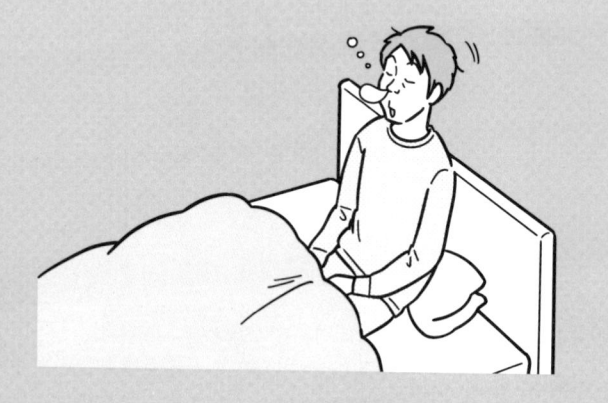

1 坐在床上睡回籠覺

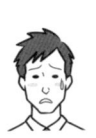

早上就算醒來，也立刻又睡著了……

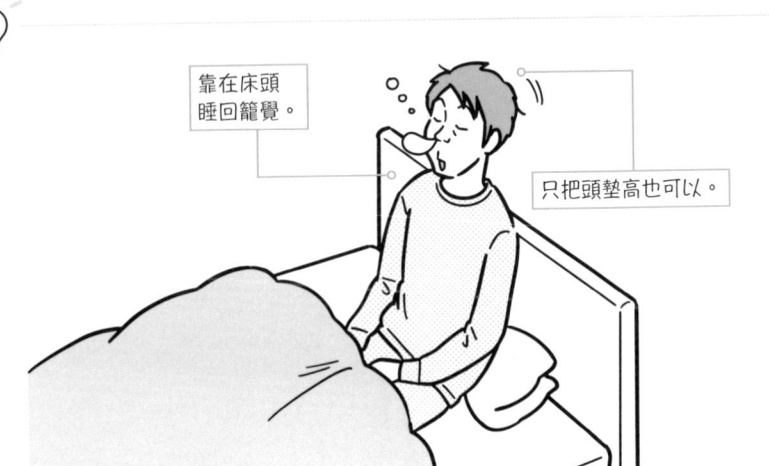

靠在床頭睡回籠覺。

只把頭墊高也可以。

ADVICE
改變施加大腦的重力方向

為了預防回籠覺越睡越累，可以把頭部墊高。早上一醒來就把枕頭墊高，或是靠在床頭，盡量讓原本躺平的頭直立。即使就這樣睡著，只要頭部直立，就能避免睡太久，減輕回籠覺之後的倦怠感。只要持續幾天，從醒來到下床的時間就會漸漸縮短。

> **理論解說**
>
> 當身體直立，血液就會因重力而集中到腳部。身體會在醒來的 3 小時前，就分泌升高血壓的皮質醇（Cortisol），讓血液聚集到大腦。睡回籠覺時，在血壓上升醒來時把頭抬高，就不用過度調整血壓，可以減輕身體負擔。

場所　飲食　入浴法　**光線**　運動　睡眠計畫　身心管理

2 睡覺時打開窗簾

週末熬夜，隔天就會爬不起來。

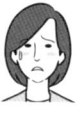

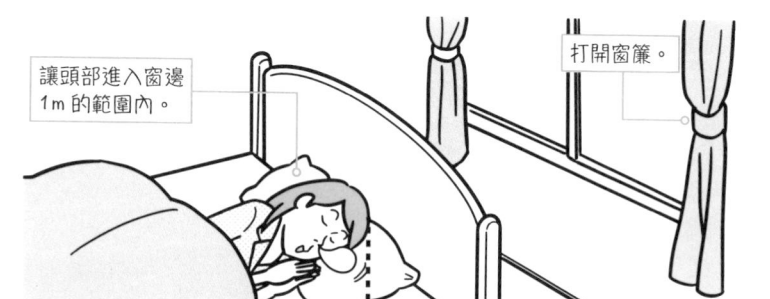

讓頭部進入窗邊 1m 的範圍內。

打開窗簾。

1m 以內。

ADVICE

讓光線進入大腦，
接下來自由行動！

習慣週末補眠的人，很難跟平日一樣固定時間起床。那麼先做到讓大腦接收到光線，接下來要起床還是睡回籠覺，就自由決定吧！只要每個週末都這麼做，天一亮就會自動醒來了。所以請避免早上窩在黑暗的房間裡睡回籠覺。

理論解說

視網膜上的受體黑視素（Melanopsin）接收到光線，褪黑激素就會減少。眼睛張開，褪黑激素會減少得更快，但即使閉著眼睛，也會抑制分泌。只要待在窗戶1公尺以內的距離，即使不是直射陽光，也能減少褪黑激素。

43

和伴侶作息不同怎麼辦？

　　因為同住的家人或伴侶討厭早晨的光線，或是起床時間較晚，不能開窗簾等因素，造成晚上睡不著，這種情形很常見。即使是同住的家人，由於各人基因不同，如果認為自己容易受光線影響，醒來後可以移動到其他房間的窗邊，或是和伴侶討論一下光線環境。**請先確認自己對光線的感受性是高還是低**，如有以下症狀，請注意光線的調節。

・看到晨光，會覺得整個人清醒過來。
・連電器的待機燈光都覺得刺眼，待在超商等明亮的地方一段時間，晚上就很難入睡。
・沒有出門曬太陽的日子就很難睡。

　　受到新冠肺炎疫情影響，很多人會避免外出，結果晚上就失眠了。或是因為遠距上班，不出門也能工作，結果失去了透過光線調整生理時鐘的機會。所以即使是不外出的日子，也請到窗邊或是陽台感受陽光吧！

理論解說

　　光線感受度高的人，有時會因為搬到日照不佳的住處，導致失眠。因為搬家、更換臥室或窗戶裝設遮光簾、百葉窗而發生睡眠障礙的情況時常發生。如果入睡或醒來的狀況出現變化，請先檢查臥室的光線環境。也可以透過民間的基因檢驗服務，檢查與光線感受度有關的基因 OPN4。

3

睡前複誦 3 次「我要幾點起床」的自我覺醒法

有時候連鬧鐘響都叫不醒。

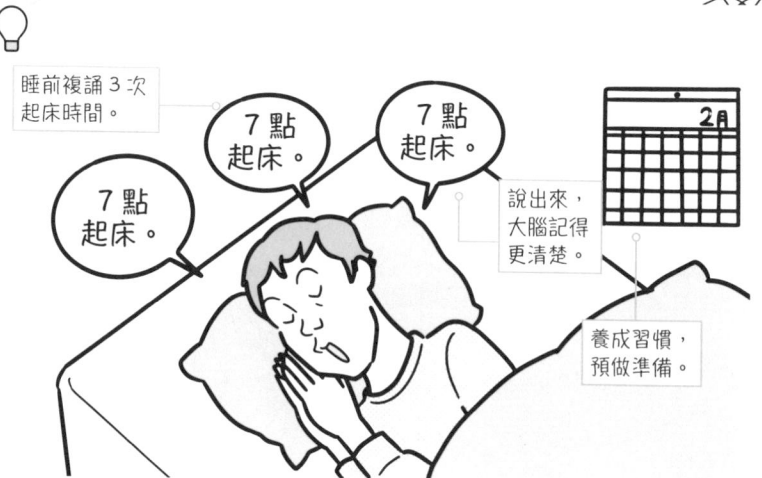

睡前複誦 3 次起床時間。

7 點起床。

7 點起床。

7 點起床。

說出來，大腦記得更清楚。

2月

養成習慣，預做準備。

ADVICE

為大腦設定起床鬧鐘！

　　鬧鐘叫不醒時，可以在入睡前複誦 3 次隔天想要起床的時間。在心中默念或是說出來都可以，平日就實踐這個方法，就能預先為絕對不能遲到的日子做好準備。

理論解說

　　皮質醇在早上起床時分泌最旺盛，而且有語言化的傾向。在自我覺醒法的實驗中，將起床時間語言化後再入睡的人，有 6 成表示「起床變得更輕鬆了」，執行日數越多，快速醒來的比例就越高。

45

TIPS

4 上床時間延後半小時

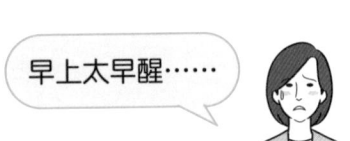

早上太早醒……

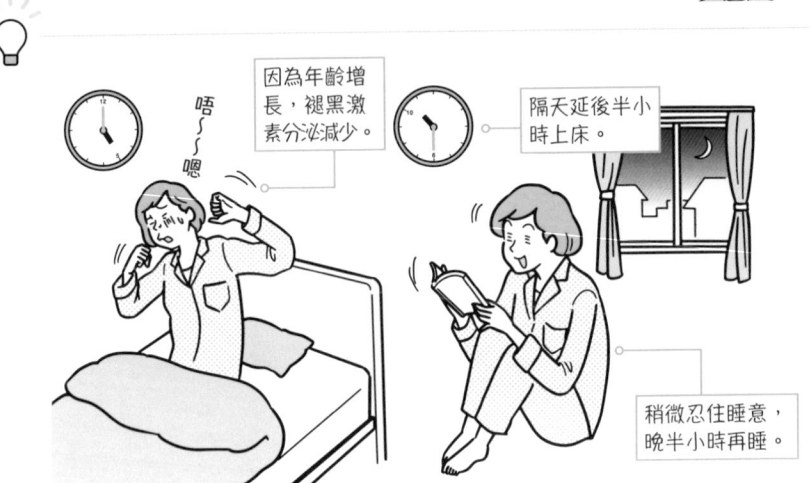

因為年齡增長，褪黑激素分泌減少。

唔～～嗯

隔天延後半小時上床。

稍微忍住睡意，晚半小時再睡。

ADVICE

配合起床時間，精簡睡眠

　　如果早上太早醒，當天又提早睡覺，結果隔天就會更早醒來。並不是說早睡就可以拉長睡眠時間。想要養成固定時間起床的規律，晚睡晚起才是解決之道。先延後半小時上床，習慣幾天後再延後半小時看看。

理論解說

　　隨著年紀增長，褪黑激素分泌減少，有時候睡眠規律會往前移，很早就感到睡意，然後早起。這時就不能只依靠褪黑激素的節律，試著自主控制入睡的時間吧！即使延後就寢時間，實質睡眠時間還是一樣的。

5

不過度依賴
貪睡功能

我會把鬧鐘設早一點，使用貪睡功能。

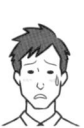

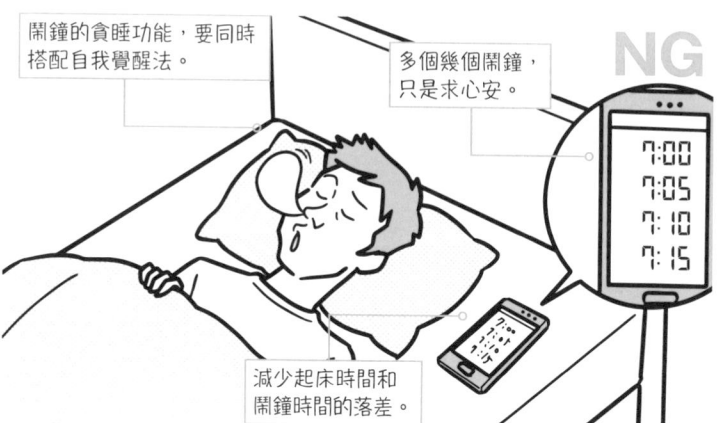

鬧鐘的貪睡功能，要同時搭配自我覺醒法。

多個幾個鬧鐘，只是求心安。

NG

7:00
7:05
7:10
7:15

減少起床時間和鬧鐘時間的落差。

ADVICE

依賴貪睡功能會很難醒！

很多人會使用貪睡功能，即使按停鬧鐘，5分鐘後鬧鈴又會響起。其實已經有實驗發現，越常使用貪睡功能，越難在想要的時間醒來。如果要使用貪睡功能，就一定要同時使用自我覺醒法。貪睡功能只是保險，連續執行自我覺醒法2星期，就不會再依賴貪睡功能了。

理論解說

皮質醇的分泌是從醒來的時間逆推回去的，但是鬧鐘的貪睡功能會不斷地把清醒時間往後延。每隔5分鐘就被聲音刺激打斷睡眠，會讓身體弄不清楚該起床的時間。

TIPS

6

把鬧鐘訂在
實際起床的時間

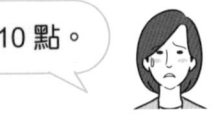

想要 6 點起床，卻不小心睡到 10 點。

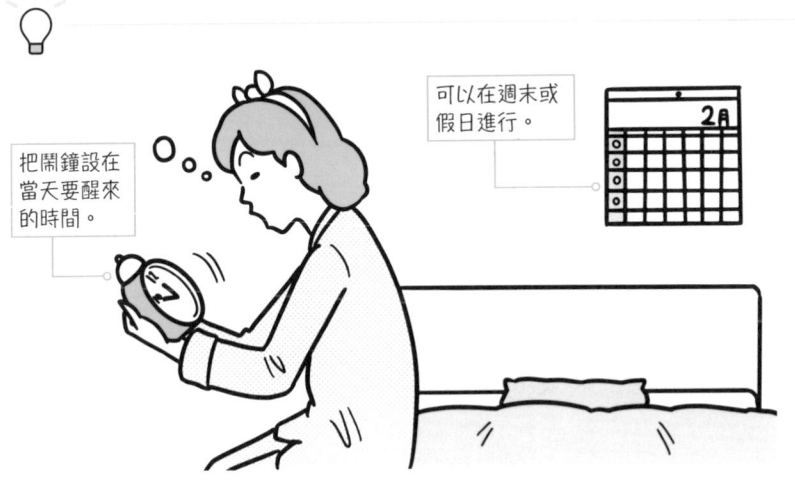

可以在週末或假日進行。

2月

把鬧鐘設在當天要醒來的時間。

ADVICE

告訴大腦現實，而不是希望！

　　如果你睡到 10 點才起床，就表示大腦做好起床準備的時間是 10 點。所以先配合大腦的作業時間，把鬧鐘設在 10 點，複誦 3 次「我要 10 點起床」後入睡，有時隔天早上就能在 9 點 50 分左右醒來。接著把鬧鐘設在 9 點 50 分，隔天就可以在 9 點半醒來。經過多次微調後，就可以在想要的時間醒來了。

理論解說

　想早起就是希望把生理時鐘往前調。首先要能在目前的起床時間順利醒來，才有可能把生理時鐘往前調。

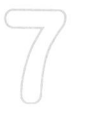

場所　飲食　入浴法　光線　運動　睡眠計畫　**身心管理**

以起床時的脈搏作為改善睡眠的指標

一早就全身倦怠爬不起來……

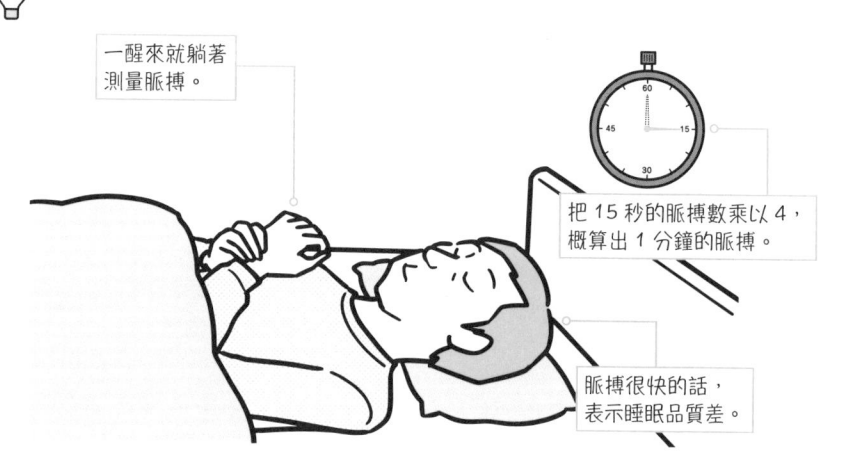

一醒來就躺著測量脈搏。

把 15 秒的脈搏數乘以 4，概算出 1 分鐘的脈搏。

脈搏很快的話，表示睡眠品質差。

ADVICE

以數值來提高睡眠品質！

　　睡眠期間的血壓、呼吸和心跳次數都會減少，因此剛起床時，脈搏應該比平常更和緩才對。清醒時的脈搏為 1 分鐘 60 ～ 100 下，但剛起床時會比平常的數字更低。

　　試著連續測量脈搏幾天，就會發現身體疲憊或白天昏昏欲睡時，脈搏會變快。掌握實際的脈搏數，可以成為改善睡眠問題的重要依據。

起床時的脈搏，會反映夜間睡眠時的自律神經變化。所以脈搏是了解睡眠品質最簡便的數據，也時常運用在運動員的健康管理上。測量起床脈搏可以了解晚歸或出差後，要休息幾天才能恢復平時的身體狀況，是個十分科學的休息法。

研究發現，自律神經會在早晨醒來前 3 小時變得活躍，血壓和心跳開始上升，接著在醒來後的 14 小時急速下降。假設 7 點起床，就是從凌晨 4 點開始心跳加速，直到晚上 9 點急速下降。自律神經的變化是與生俱來的，只要配合這個節律調整作息，就能提高大腦和身體的表現。

＼想知道更多／

如何戒掉晚上滑手機的習慣？

睡眠門診中時常有人反映「因為一直滑手機，導致很晚才就寢」的困擾，這時我會建議諮詢者「**試著 21 點打烊怎麼樣？**」

設定結束時間，人反而能在規定時間內完成該做的事。在隨心所欲自由的環境下，大腦為了做出每個當下最好的決定，會大幅消耗能量，因為難度很高，所以容易造成大腦負擔。

打烊的概念簡單易懂，所以許多人的確順利調整好夜間作息。**對行動設下一定程度的限制，可以避免無謂的能量浪費而更輕鬆。**

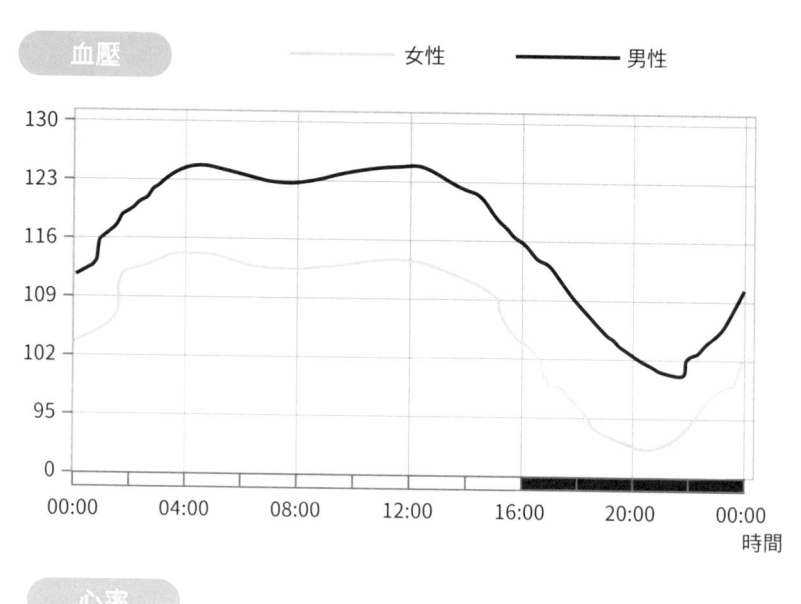

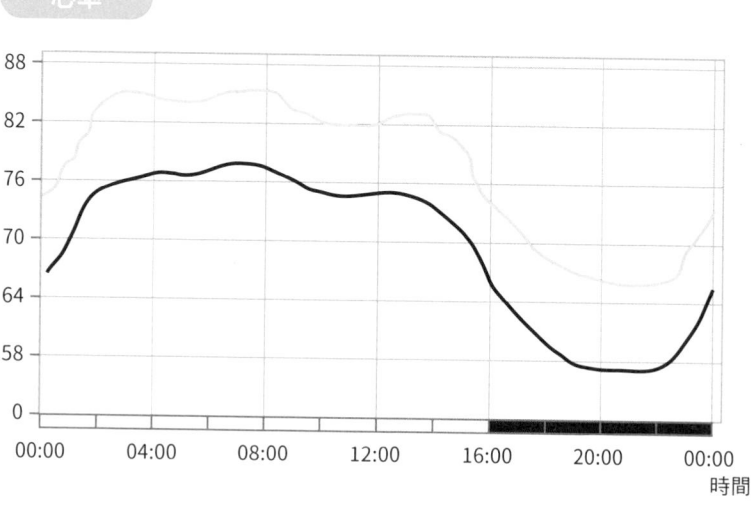

※ 健康成人的 24 小時血壓及心率的變動

　橫軸是以早晨清醒時為 00:00 的時刻，黑樁顯示睡眠時段。上表是血壓收縮和舒張期的血壓（mmHg）。下表是心率（bpm）的 24 小時變動。圖表的黑線為男性，藍線為女性的數據。

出處：Hermida, Ramon C et al." Modeling the circadian variability of ambulatorily monitored blood pressure by multiple-component analysis." Chronobiology international vol. 19,2(2002)

TIPS

8

洗完澡後，用冷熱水交互淋膝蓋以下 3 次

早上起床會感到暈眩和噁心……
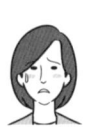

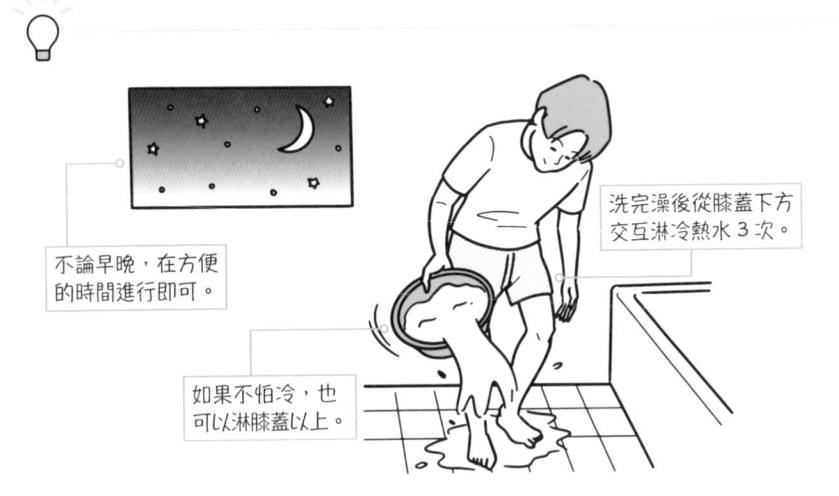

不論早晚，在方便的時間進行即可。

如果不怕冷，也可以淋膝蓋以上。

洗完澡後從膝蓋下方交互淋冷熱水 3 次。

ADVICE
打造快速清醒的身體狀態！

雖然醒來了，但一起身就感到頭暈噁心，這是因為心臟打出來的血流並未充分運送到大腦和內臟。不論早上或睡前，洗完澡後用臉盆裝冷水澆淋膝蓋以下，緊接著換熱水，重複 3 次。從體外給予刺激，可以幫助身體為清醒做好準備。

理論解說

　　不管是男性荷爾蒙或女性荷爾蒙，都會阻礙皮質醇的功效。國中時期是性荷爾蒙急速分泌的巔峰，所以很難早起。當腦部血流太少就會眩暈，而內臟血流減少就會覺得噁心。

預防眩暈，從水分補給做起

小時候參加集會時站太久，就會噁心、眩暈或臉色蒼白，大家是否有過這樣的經驗呢？這些症狀稱為「姿位直立性心動過速症候群」（Postural orthostatic tachycardia syndrome，POTS），或「直立不耐受」。首先要預防脫水。為了讓血液順利傳到大腦和內臟，要先確保血液量。每小時補充一次水分，就能預防脫水。

其次，可以交替泡冷熱水澡。泡冷水時血管收縮，血壓上升；泡熱水時血管擴張，血壓下降。輪流泡冷熱水澡，可以迅速增加血流。三溫暖就是最代表性的方法。

在家裡可以針對膝蓋以下輪流沖冷熱水，可以鍛鍊距離大腦最遠的小腿加速血液送往大腦的能力。很冷的冬天或許很難執行，但可以不要用很冰的水，只要有冷熱溫差就可以了。

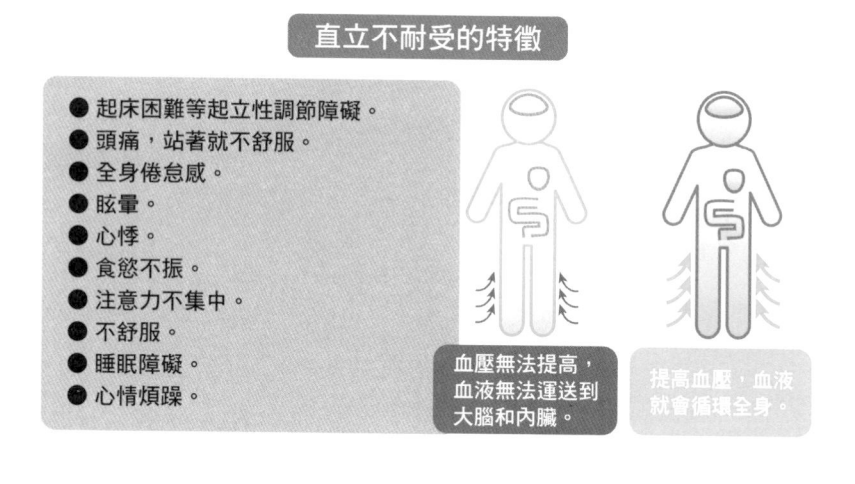

直立不耐受的特徵

● 起床困難等起立性調節障礙。
● 頭痛，站著就不舒服。
● 全身倦怠感。
● 眩暈。
● 心悸。
● 食慾不振。
● 注意力不集中。
● 不舒服。
● 睡眠障礙。
● 心情煩躁。

血壓無法提高，血液無法運送到大腦和內臟。

提高血壓，血液就會循環全身。

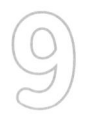

9 一起床
立刻換衣服

早上全身癢得不得了……

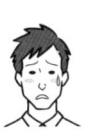

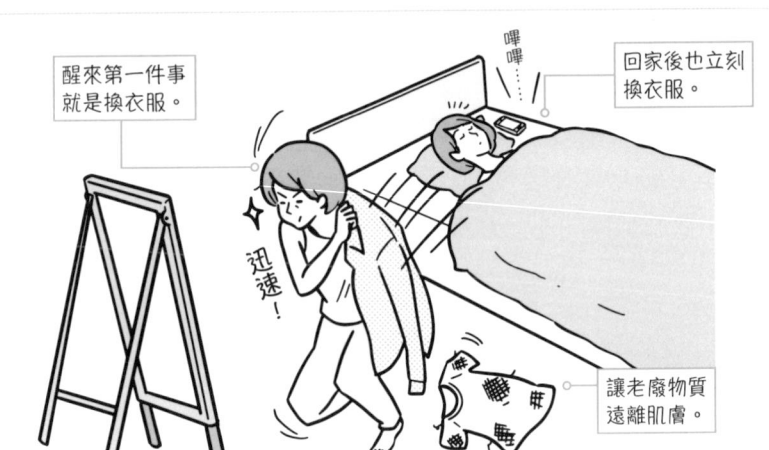

醒來第一件事
就是換衣服。

嗶
嗶

回家後也立刻
換衣服。

迅速！

讓老廢物質
遠離肌膚。

ADVICE

透過換衣服讓老廢物質
遠離肌膚！

睡眠期間，身體會利用排汗代謝體內的老廢物質。大腦清醒時，組織胺的分泌會增加。組織胺與發炎和過敏反應有關，因此在組織胺增加的早晨時段，如果皮膚上附著了老廢物質，就會引發搔癢反應。所以一起床就要立刻換掉睡衣。

> **理論解說**
>
> 　如果組織胺過度分泌，就會引發過敏反應，因此抗過敏藥中含有抗組織胺。抗組織胺的副作用是嗜睡，這是因為組織胺與大腦的清醒有關。藥局販賣的助眠藥，有些就是利用抗組織胺的嗜睡副作用作為主要作用。

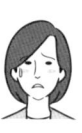

早餐前 10 個小時禁食

都說早餐很重要，但就算吃了也一樣沒精神。

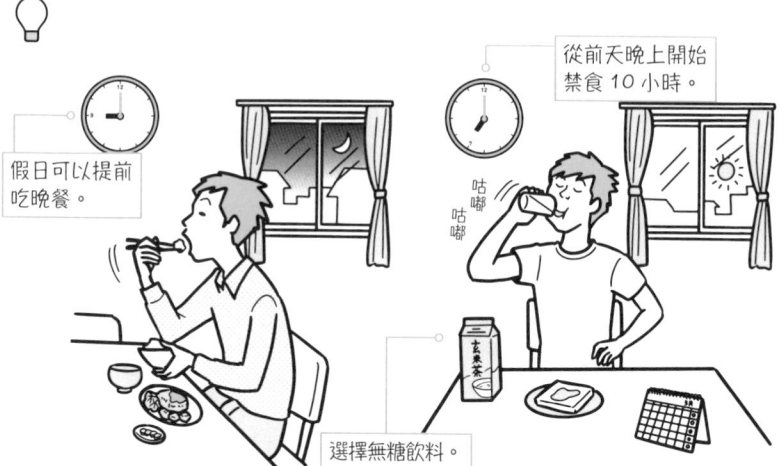

從前天晚上開始禁食 10 小時。

假日可以提前吃晚餐。

咕嚕咕嚕

選擇無糖飲料。

ADVICE

用禁食 10 小時後的早餐喚醒一天！

　　長時間禁食後的進食，會啟動生理時鐘。從晚餐到早餐之間是最長的禁食時間。長時間禁食的基準是 10 小時。在連假最後一天將晚餐時間提前，避免含糖飲料，拉長禁食時間。隔天上班日吃早餐時，就能啟動生理時鐘，預防收假症候群。

理論解說

　　飲食、光線和深層體溫一樣，也會影響生理時鐘。禁食是抑制多餘的能量消耗，提高能量效率的生物戰略。相反地，如果不停地吃點心，就無法配合生理時鐘的節律，降低能量效率，反而容易感到疲倦。

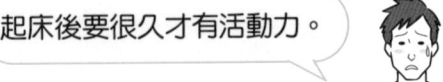

TIPS

11 早餐要吃甜的

起床後要很久才有活動力。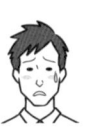

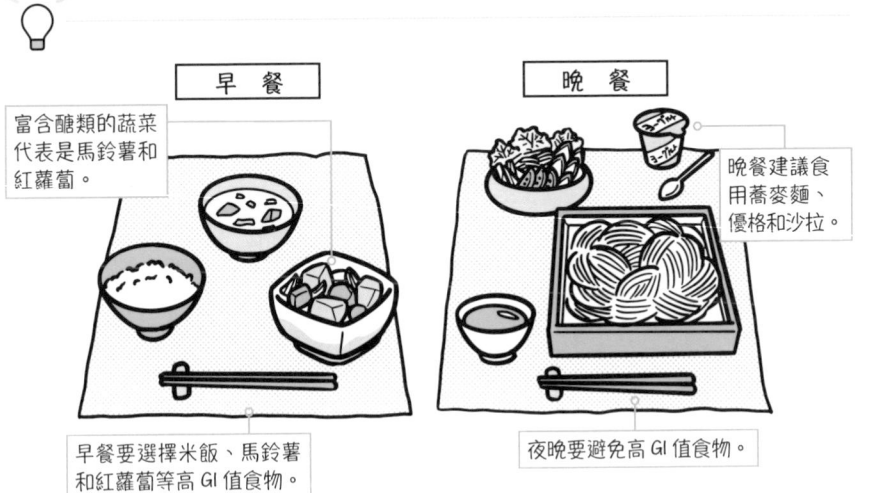

早　餐

富含醣類的蔬菜
代表是馬鈴薯和
紅蘿蔔。

早餐要選擇米飯、馬鈴薯
和紅蘿蔔等高 GI 值食物。

晚　餐

晚餐建議食
用蕎麥麵、
優格和沙拉。

夜晚要避免高 GI 值食物。

ADVICE

高 GI 值的食物
容易啟動生理時鐘

　　高 GI 值的食物，會讓生理時鐘快速運作。在平時起床時間的 2 小時前吃早餐，生理時鐘會提前，一早就活動力十足；如果在就寢前食用高 GI 值的食物，生理時鐘則會延後，讓人早上爬不起來。所以早上要吃飽，晚上要吃健康，生理時鐘就會變得規律。

理論解說

　　GI（Glycemic index）值是進食後血糖上升程度的數值。甜的、油膩的食物 GI 值高，而海藻等健康的食物 GI 值較低。大家可以上網搜尋GI 值，尋找能加入早餐的菜色，或是晚上有點餓時可以解饞的低 GI 值食物。

12

起床前 1 小時，用暖氣調高室溫

冬天起床好痛苦……

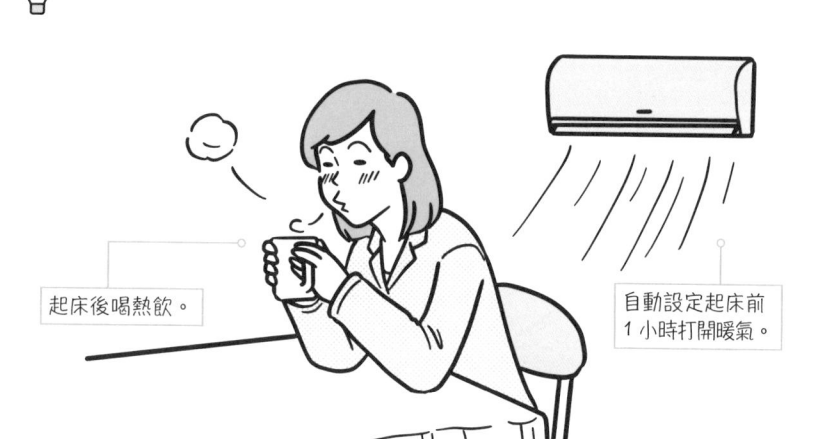

起床後喝熱飲。

自動設定起床前
1 小時打開暖氣。

ADVICE

提高室溫，輔助深層體溫節律！

　　起床前 2 小時開始調節深層體溫的節律，人就容易醒來。如果早晨氣溫很低，深層體溫處於低溫狀態就很難醒來。因此可以利用定時功能在起床前 1 小時打開暖氣，提高室溫，就能順利起床了。接著，起床後再喝熱飲，能更直接提高深層體溫。

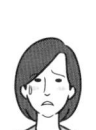

理論解說

　　起床前 2 小時是體溫最低的時候，因為感到寒冷，所以活動力會急速下降。當深層體溫自然上升，升得越快，早晨就越有活力。當我們持續調整生理時鐘，深層體溫就更容易上升，早上也就不容易賴床了。

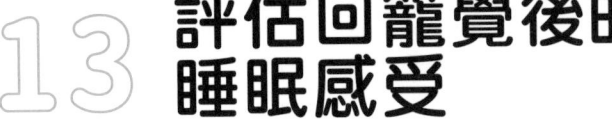

TIPS

13

評估回籠覺後的睡眠感受

早上容易睡回籠覺……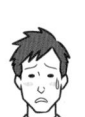

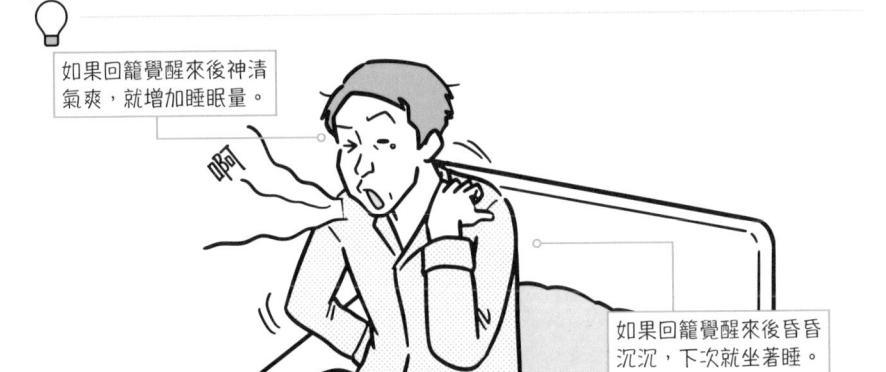

如果回籠覺醒來後神清氣爽，就增加睡眠量。

啊哈

如果回籠覺醒來後昏昏沉沉，下次就坐著睡。

ADVICE

想睡回籠覺，就要讓身體確實恢復

　　既然睡了回籠覺，就要比第一次醒來時精神更好才行。所以請特別留意回籠覺醒來後的感受。如果睡完回籠覺感覺清爽，表示原本的睡眠量不足，那就比平時提早幾分鐘就寢，增加睡眠量。如果回籠覺醒來後昏沉倦怠，表示睡眠在第一次清醒時就結束了，請鞭策自己坐起來吧！

> **理論解說**
>
> 　　皮質醇都已經叫醒身體做好起床準備了，這時躺回去繼續睡，就會讓皮質醇的分泌量不穩定，變得更難起床。請不要因為「週末就應該要補眠」的想法就盡情睡回籠覺，反而造成反效果。

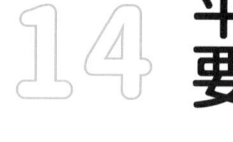

TIPS

14 平日和假日的起床時間要控制在 3 小時以內

假日補眠，結果越睡越睏……

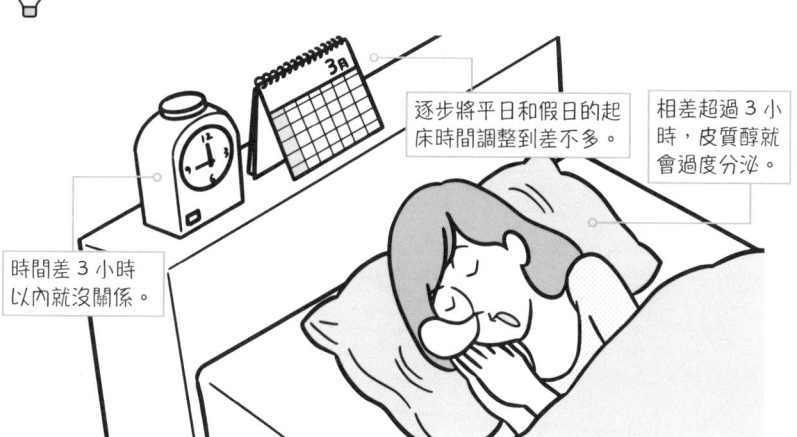

逐步將平日和假日的起床時間調整到差不多。

相差超過 3 小時，皮質醇就會過度分泌。

時間差 3 小時以內就沒關係。

ADVICE

起床時間差，不要超過 3 小時！

　　起床時間相差不到 3 小時的人，很少有精神方面的困擾。在精神問題的初期階級，早上很難清醒。這時如果刻意在週末補眠，反而會引發更嚴重的精神失調。起床時間越固定越好，但要突然調整成一樣很辛苦，先把平日和假日的起床時間控制在 3 小時內吧！

理論解說

　　如果假日比平日晚睡超過 3 小時，有時起床後會情緒暴躁，懶得做家事等等。這是因為皮質醇在白天過度分泌所引發的反應。想要減少起床後的情緒波動，就要努力維護大腦健康。

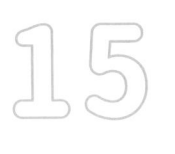

TIPS

15 決定睡眠最大質，延長絕對清醒的時間

每到假日，就會睡上一整天……

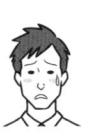

記住中間醒來的時間。

3 點要起床……

把上次睡眠中間醒來的時間，設為起床時間。

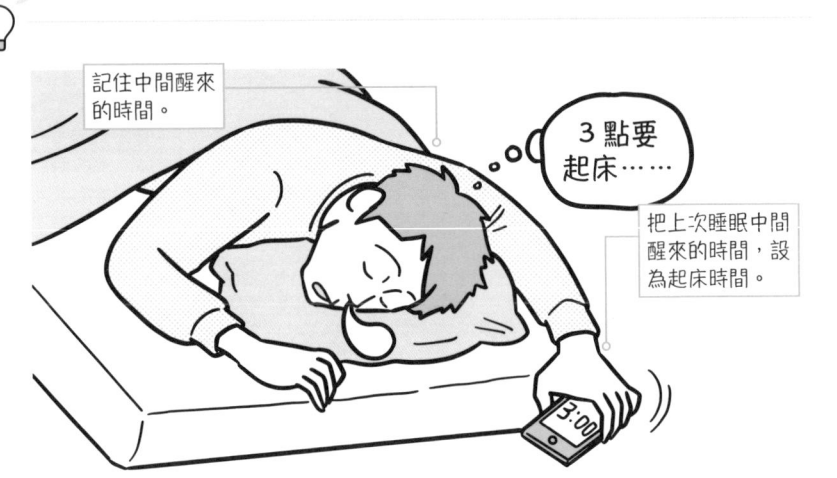

ADVICE

延長絕對清醒的時段！

　　不管睡眠時間再怎麼長的人，19 點到 21 點多半都是醒著的。延長絕對清醒的時段，總睡眠時間雖然會減少，醒來時卻能神清氣爽。比方說，7 點、10 點、13 點、15 點和 18 點，這些時間都可以保持清醒的話，先從 15 點以後不睡覺開始。成功維持 1 星期的話，接著嘗試 13 點以後不睡覺，就像這樣逐步拉長絕對清醒的時段。

一路睡到中午的人應該檢查的項目

很多人其實想要早起，卻睡過中午，結果深感挫折及罪惡感。也有人強迫自己早起，所以設了許多鬧鐘響個不停，卻是白費功夫。所以**首先要確認的是，經過長時間的睡眠後，醒來時是否神清氣爽**？

如果只有一天睡得特別久，但醒來時神清氣爽，晚上也可以順利入睡，表示這是出於睡眠需求。**如果不會對生活造成影響，不必勉強打壞這個節律**，可以將目標設定為統一長時間睡眠的時段。如果睡眠的時段不統一，很容易因為突發狀況導致不容易入睡和起床。

夜間的主要睡眠時段，以及長時間睡眠以外的時間絕對不睡覺，可以試著像這樣區隔睡眠與清醒的時段。

相對地，如果長時間睡眠醒來後渾身倦怠，或是一睡過中午，晚上就睡不著，就要想辦法把延長的睡眠集中在夜間。最必須優先的是透過睡眠來恢復大腦和身體。

如果睡覺反而造成疲勞，這段睡眠就是多餘的，那就要維持清醒不睡著，才能清楚區隔睡眠和清醒。長久下來就能提升夜間睡眠的品質，一天只需要在夜間睡上一次，白天不必再睡，成為精簡的生理節律。

> **理論解說**
>
> 明確區隔睡眠和絕對清醒的時間，生理時鐘的幅度就會變大。由於清醒和睡眠的張弛明確，不僅睡眠品質可以提升，短時間睡眠也能神清氣爽。

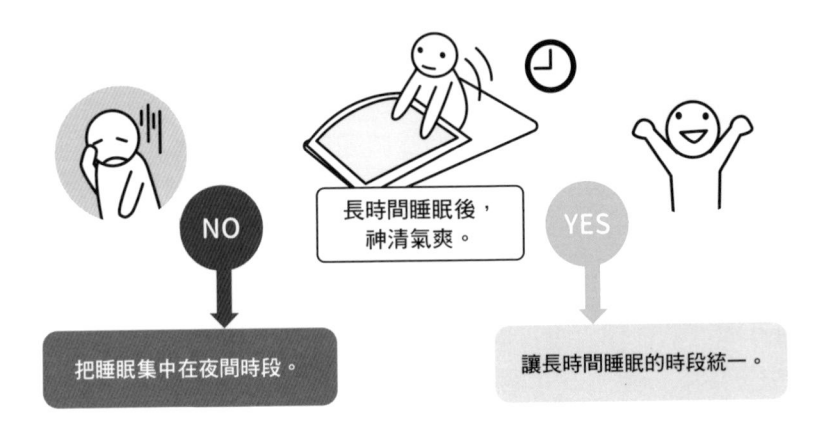

NO

長時間睡眠後，
神清氣爽。

YES

把睡眠集中在夜間時段。

讓長時間睡眠的時段統一。

超過 7 天以上，每晚睡眠超過 10 小時以上的人，會被診斷為長時間睡眠者。報告指出，男性約有 2%，女性約有 1.5% 的人是長時間睡眠者。這些人是天生就需要長時間睡眠，或是由於某些原因需要長時間睡眠，原因尚不明朗。這類型人的特徵是，很少出現只在白天時段入睡的睡眠時段偏移現象，長時間睡眠後便會神清氣爽，如果強制在夜間長時間入睡，白天就不會感覺到睡意。

許多人來求診時說「我上網查了資料，覺得自己是長時間睡眠者」，這時我會請病患區別疲倦型睡眠和渴望型睡眠並進行觀察。因為身體疲倦而不知不覺睡著的長時間睡眠，並非真正的長時間睡眠。很多時候只是因為還沒醒就又睡著，或是雖然醒了，殘餘的睡眠腦波又引發睡眠慣性。

如果是疲倦型睡眠，即使睡了很久，醒來後也依舊昏昏沉沉，身體不適。這時只要訂出睡眠上限，規定某段時間以後絕對不睡覺，安排絕對清醒的時段，區隔睡眠與清醒的時間，睡眠時間就會漸漸縮短，病患也會覺得身體狀況變好。

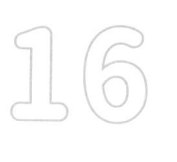
16 想要早起的前一天早晨走出戶外

為了隔天要早起去打高爾夫，前一晚早點睡卻睡不著。

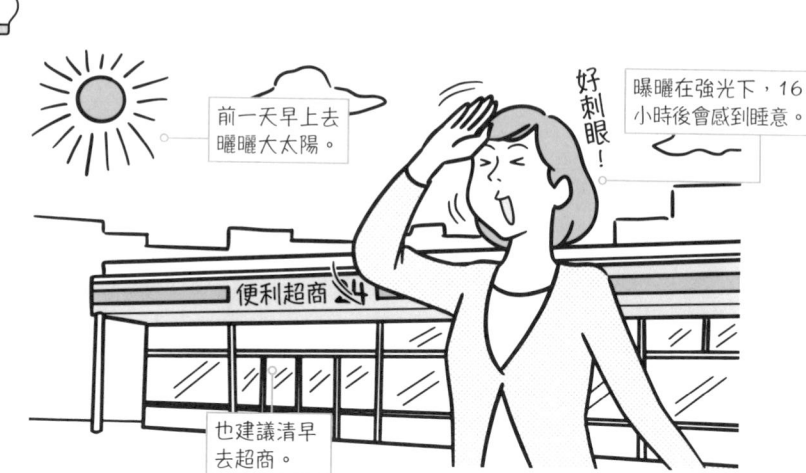

前一天早上去曬曬大太陽。

好刺眼！

曝曬在強光下，16小時後會感到睡意。

便利超商

也建議清早去超商。

ADVICE
早起的準備要從前一天就開始！

想要早起的前一天白天就要走出戶外，曝曬在太陽光下 16 個小時後，製造睡意的褪黑激素節律就會大量分泌，晚上就會提前感覺到睡意了。活動日的前幾天試著多多走出戶外，活動日當天成功早起的機率就會提高。超商的室內照明也很有效。

> **理論解說**
>
> 生理時鐘會受到前一天的節律影響，因此想突然早起或早睡都很困難。要利用生理時鐘的特性提前準備，可以透過早晨的光線加強褪黑激素的分泌幫助早起。

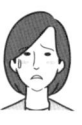

第 2 章　解決「賴床、起床疲勞」的 17 個醒腦對策

TIPS

17

2 月底和 8 月底，要特別意識晨光

> 每到 5 月就覺得有氣無力……

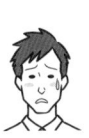

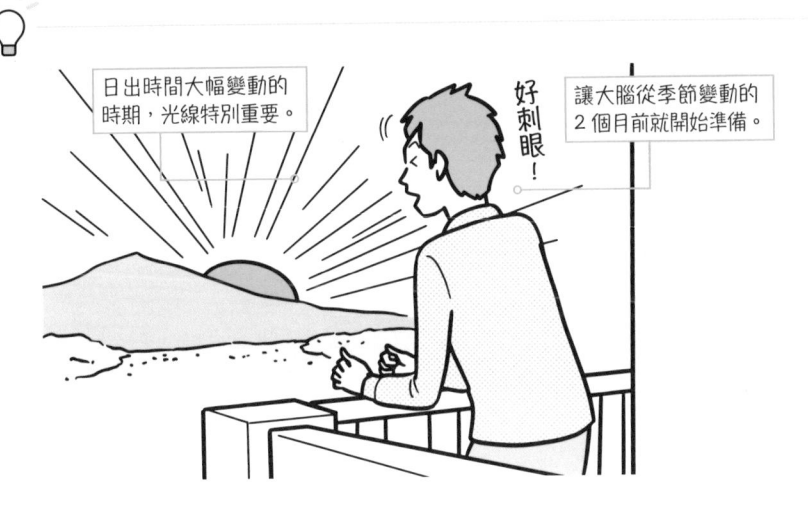

日出時間大幅變動的時期，光線特別重要。

好刺眼！

讓大腦從季節變動的 2 個月前就開始準備。

ADVICE

用 2 月底的陽光預防五月病❶

　　日出時間大幅變動的 2 月底和 8 月底，多多走出戶外讓大腦接收太陽光，有助於預防五月病和冬季憂鬱症。

　　2 月底氣溫還很低，8 月底白晝還很長，不容易感受到季節變化，但可以為接下來的季節預做準備。早上醒來就走到陽台，或是待在窗邊 1 公尺的範圍內，便可減少春季倦怠、沒幹勁或是運動不足，還有秋季煩躁、暴飲暴食和不容易入睡等症狀。

---

❶ 五月病：日本的新學期和新年度從 4 月開始，進入新環境過了約 1 個月的 5 月，經常會出現各種適應不良的症狀，俗稱五月病。

　　日本位在北半球，因此夏季氣壓會下降，氣溫上升，冬季則相反。可以利用自律神經進行調節，讓身體配合這樣的季節變化。

　　從春季開始，氣溫逐步上升，人體代謝轉為旺盛，對身體的負擔加大。同時為了減輕腸胃等內臟活動的負擔，副交感神經會開始活躍，這是讓人心情平靜，內臟活動旺盛的體內模式。但是當春季新年度開始，搬家和環境變化導致交感神經活躍，反作用力會使得副交感神經過度運作，讓人一下子幹勁全失，或運動不足、過度攝取甜食等等。

　　季節轉換迎來秋季，身體為了維持體溫，交感神經會促使血壓升高，心跳加快。這時如果不順應季節變化，持續熬夜，交感神經就持續處於興奮狀態，人就變得暴躁易怒，或暴飲暴食。

　　為了順應季節變化，必須在春季和秋季到來前的 **2** 個月，就開始調整身體節律，靠的就是晨光的時段和強度。不論季節如何變化，醒來後就盡量到戶外或待在窗邊 **1** 公尺的範圍內活動的話，大腦就會接收自然光，提早進入季節交替的準備，更能有效緩解身心不適了。

第2章　解決「賴床、起床疲勞」的17個醒腦對策

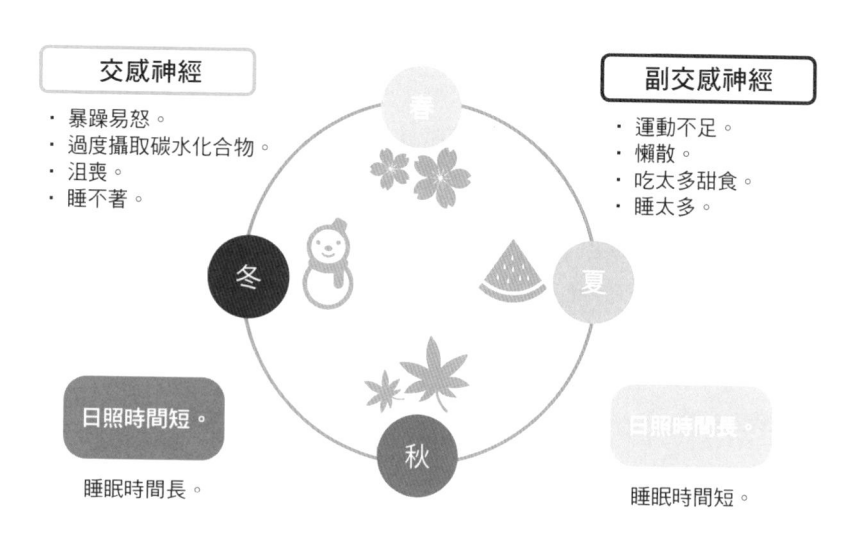

交感神經
- 暴躁易怒。
- 過度攝取碳水化合物。
- 沮喪。
- 睡不著。

副交感神經
- 運動不足。
- 懶散。
- 吃太多甜食。
- 睡太多。

日照時間短。
睡眠時間長。

日照時間長。
睡眠時間短。

只要 4 天就能習慣化

讓大腦累積成功經驗！

　　人明知道只要去做就對了，卻還是會失敗。要改變行動模式，必須先做到避開地雷行為。大腦會根據慣性行為決定下一步，所以人的行為模式很難一夕改變。但如果只是改變步驟或順序，就能成功。每星期只要做到 4 天，大腦就會認定為標準化模式，就能順利習慣化了。

週末＋平日 2 天就能達成目標

　　要改變大腦的作用，重要的是規劃零錯誤學習（Errorless learning），選擇確實能做到的行動，並避免失敗。做不到的目標，要拆解成能確實完成的小步驟。每週只要 4 天以上，就能養成習慣。

　　不管是工作還是家事，拆解成許多小步驟後，都能累積成功經驗。例如，很難做到「整理房間」時，就把這個任務拆解成細項。文件歸檔、書放回書架、用過的東西歸位或是手機放到充電器旁邊，像這樣拆解成「這點小事我做得到」的小任務。拆解後的小任務做多少是多少，不必百分百完成。

　　也可以畫個九宮格，將拆解後的任務填入格子裡，達成就塗掉，只要成功連線就算成功！**把非做不可的事製作成九宮格任務表，快速累積微小的成功經驗吧。**

解決「明明很累卻睡不著」的 31 個入眠對策

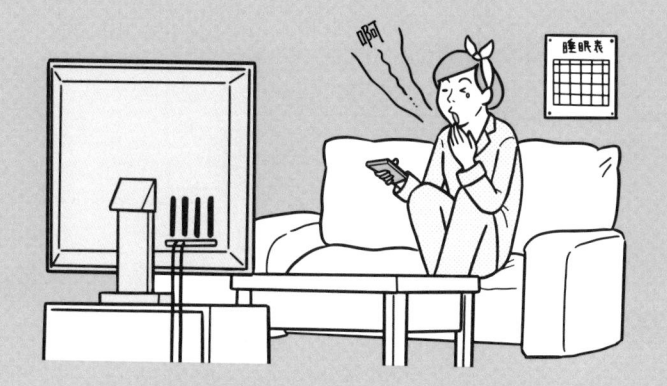

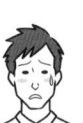

TIPS

18 找到「睡意信號」

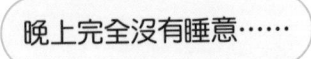

晚上完全沒有睡意……

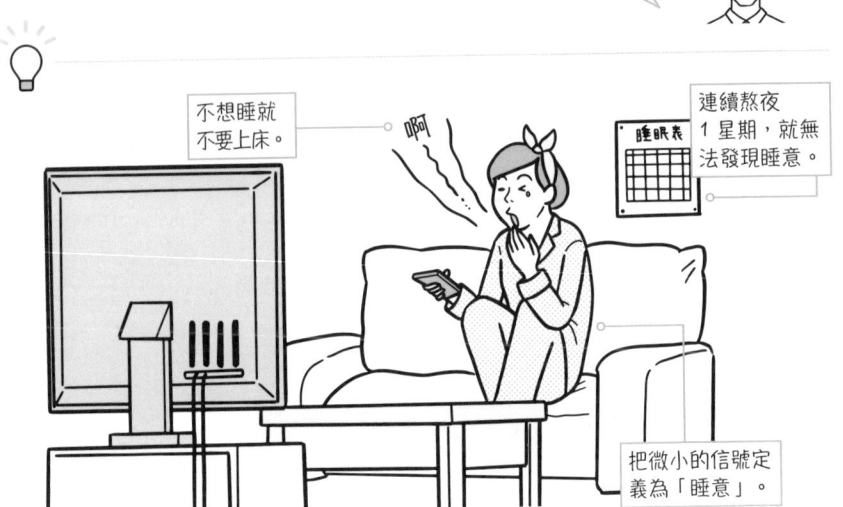

不想睡就不要上床。

啊

連續熬夜1星期，就無法發現睡意。

睡眠表

把微小的信號定義為「睡意」。

ADVICE

熬夜 1 星期，就不會發現睡意！

平日 12 點入睡的人，如果連續 1 星期撐到凌晨 1 點才睡，就會感覺不到以前 12 點會有的睡意了。感覺不到睡意，就會變成慢性晚睡，即使躺上床也難以入眠。比起「因為睏了所以睡覺」，更像是變成「時間到了所以睡覺」，有時也會對就寢感到壓力。

即使感覺不到睡意，大腦還是會發出睡意信號。哈欠就是最直接的睡意信號，但我們要試著找到更細微的信號並定義為「睡意」。發覺越多的睡意信號，順利入睡的日子就會越多。

一項為期 14 天測試大腦功能與睡意的實驗中，揭露了受試者對刺激的反應速度與自覺睡意之間的落差。實驗分成整晚不睡組、躺在床上 4、6 和 8 小時兩組進行。結果發現，睡眠時間越短，反應速度會日漸下降。

在睡意尺度方面，整晚不睡組的睡意雖然日漸增強，另一組卻只有第 1 週有明顯睡意，之後卻不會再感到更強的睡意了。由此可知，大腦只需要 1 星期，就會發生習慣睡意的順應現象，卻無法自覺到反應速度降低。不要認為「時間到了自然想睡」，重要的是管理好大腦功能，夜晚才能感覺到睡意。

熬夜組	睡眠 4 小時以上的組別

· 大腦反應速度下降。
· 睡意一天比一天強。

· 睡眠時間越短，大腦反應速度越慢。
· 1 星期後就感覺不到睡意了。

＼想知道更多／

連續熬夜 1 週後的校正法

大腦只要連續熬夜 1 星期，就會習慣睡意不覺得睏，想要再次感到睡意，至少需要 1 個月的時間。

睡眠門診中，我問病患：「晚上會有睡意嗎？」很多人回答「完全沒有」。我會請他們調整生理時鐘，**計算就寢前感覺到睡意的日子**。一開始的 2 星期，就寢前會打哈欠的日子頂多只有 1 天。在這 2 星期中，把打哈欠的行為視為有效調整睡眠意義的行為。接著再繼續執行 2 星期，就寢前的睡意就會增加到 3、4 天。只要每星期有超過 4 天在就寢前感受到睡意，就會成為生理時鐘的標準，因此要努力調整到這個狀態。

大腦一旦感覺不到睡意，要重新找回這種感覺，就要費點心思。因此必須避免連續熬夜，拖延就寢時間。想熬夜就要有計畫，偶爾加進一感到睡意就立刻上床睡覺的日子。

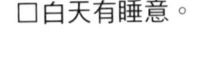

理論解說

　　感覺不到睡意，慢性睡眠不足，白天大腦的清醒程度就會下降。如此一來，雖然感受到刺激時可以維持清醒，但一旦刺激消失，就會突然發睏。比方說開會的時候，自己發言的時候精神奕奕，但是換成其他人討論，就突然睏得要命。

　　或是，一關掉電視就突然想睡、太安靜就無法專心，必須一直放音樂的情形。這種情況，有時會被診斷為「行動誘發性睡眠不足症候群」。診斷基準有①白天有睡意、②假日睡得比平日更久、③就寢不到 8 分鐘就睡著。一上床就睡著就是睡眠不足的徵兆。

行動誘發性睡眠不足症候群的判斷基準

□白天有睡意。　　　□假日睡得比平日更久。　　　□就寢不到 8 分鐘就睡著。

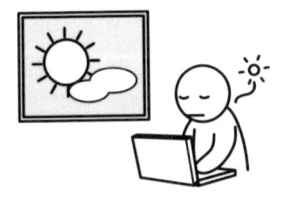
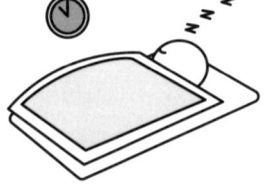
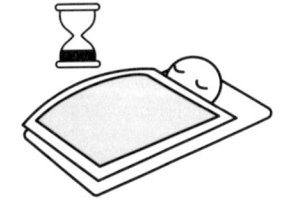

19 洗澡到就寢間隔 1 小時以上

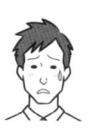
> 洗完澡整個人都醒了……

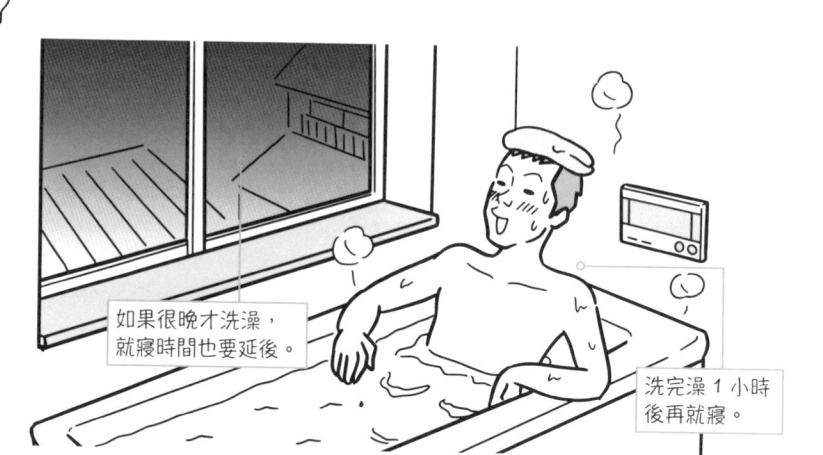

> 如果很晚才洗澡，
> 就寢時間也要延後。

> 洗完澡 1 小時
> 後再就寢。

ADVICE

利用泡澡，讓深層體溫節律升高再驟降！

　　起床 11 個小時後，深層體溫便會為了就寢而開始下降，這時利用泡澡提高深部溫度，就會在約 1 小時後急速下降。這時人會容易昏昏欲睡，趁此時上床睡覺，就能提高睡眠品質。如果很晚回家，洗澡時間也變晚的話，即使早早上床，也難以入睡。需刻意將就寢時間延後 30 分鐘至 1 小時，才能確保優質睡眠。

＼想知道更多／
喜歡泡澡或溫泉浴的人，就寢時間要延後更晚

　　常有人問我「洗澡和就寢應該間隔多久？」就寢前體溫上升越

高，降溫時間就越久。**喜歡泡 42℃以上熱水澡的人，體溫會變得很高**，所以最好在就寢前 1.5 小時至 2 小時前結束泡澡。

此外，也常有人向我求助，加入含有維持熱度的泡澡劑泡澡，或泡溫泉太久，當晚就會失眠。維持高體溫太久，入睡後就難以進入深層睡眠，會睡到一半醒來。想要加入泡澡劑悠閒泡澡或泡溫泉放鬆時，必須延後就寢時間。**隨著體內散熱降溫，會出現打哈欠等睡意信號**，等有了睡意再就寢，就能享受泡澡和調整身體狀態的完美時機！

理論解說

深層體溫節律如果受到體外加溫或降溫，就會暫時反向變動，讓體溫回歸中央值。這種現象稱為體內平衡（Homeostasis）。利用這個原理暫時提高深層體溫，身體就會從頭部和腳底散熱，降低睡眠初期的深層體溫。

體內平衡是配合環境，讓身體回歸標準值的生理機制。當身體遇到氣溫、氣壓等變化，或心理壓力、運動造成的代謝變化，就會出現讓這些體內變化回歸原本狀態的反應。這個過程並非急速恢復，而是依據擺動的鐘擺原理，振幅越來越小，慢慢回歸中央值。

這個基準中央值也並非恆久固定，而是會隨著時間經過而變化。這就是生物節律（Biological rhythm，或生理時鐘）。只要知道生物節律的變化，就能了解自己的大腦和身體何時會有什麼樣的表現，可以在不造成體內平衡負擔的情況下，節能行動，發揮最好的表現。

體內平衡的示意圖

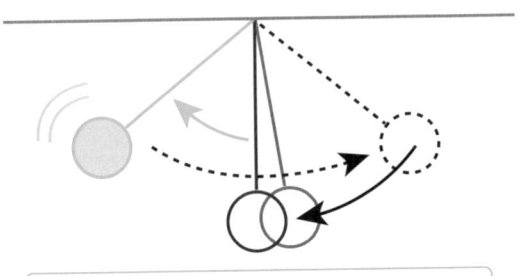

遇到重大變化，就會反向擺動，逐漸回到中央。

場所　飲食　入浴法　光線　運動　睡眠計畫　身心管理

20 泡澡時關掉浴室照明

入夜後反而更清醒⋯⋯

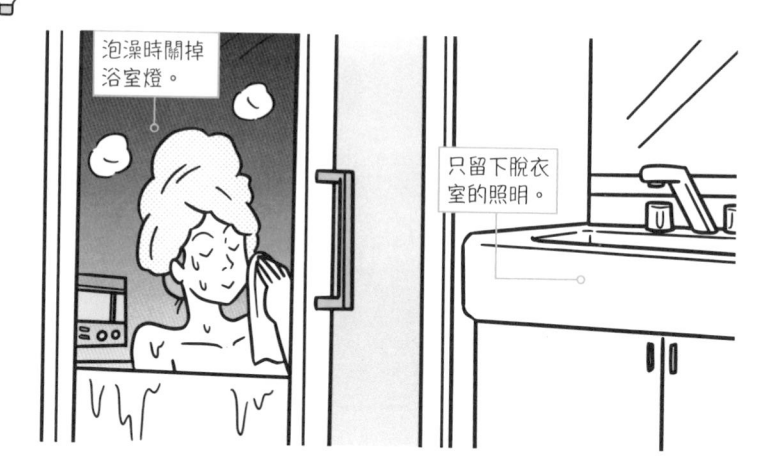

泡澡時關掉浴室燈。

只留下脫衣室的照明。

ADVICE

關燈暗示大腦「晚上了」

　　浴室照明多設在較低的位置，因此大腦容易感受到強光。可以試著關掉浴室燈，只靠脫衣室的燈光洗澡。脫衣室的燈光便足以看清周圍。在昏暗環境裡洗澡，可以鎮定情緒，釐清思路。洗完澡後，把客廳的燈光調暗，自然就會想睡了。

理論解說

　　消除外在刺激，大腦中整理資訊的預設模式網路（Default mode network，DMN）的功能就會提高。只要能在洗澡時確保讓DMN發揮功能的時間，白天接收的資訊就會在腦中被加工處理成可用資訊，讓人靈光一閃，或成為改變行動的契機。

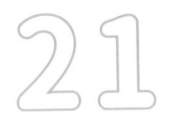

TIPS

21 在黑暗中做伸展操

下班回家後，身體仍緊繃僵硬……

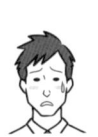

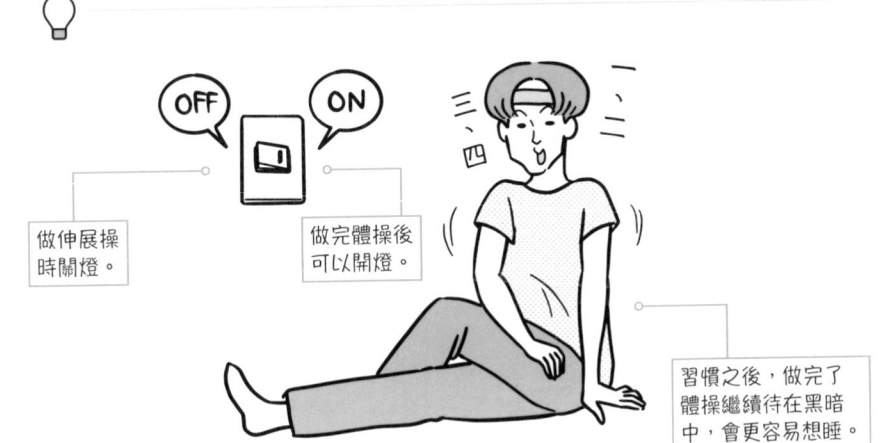

OFF

ON

做伸展操時關燈。

做完體操後可以開燈。

習慣之後，做完了體操繼續待在黑暗中，會更容易想睡。

ADVICE

光線和體溫節律雙管齊下！

就寢前做伸展操，深層體溫會緩慢上升，接著往下降，讓人容易入睡。進行平日熟悉的伸展操，也更容易持之以恆。做伸展操時，試著關掉房內照明，更能增加褪黑激素的分泌量，將意識專注在身體感覺和呼吸，投入在體操動作中，自然就想睡了。

理論解說

做伸展操時，放鬆抗重力肌很重要。抗重力肌反映大腦的清醒程度。非快速動眼睡眠的循環最後出現的快速動眼睡眠中，抗重力肌會停止活動，陷入脫力狀態。因此必須在睡眠時讓情緒鎮定，降低抗重力肌作用。

舒緩抗重力肌的伸展操

　　肌肉的特徵是，盡情伸展或用力收縮後，就會放鬆。**要伸展抗重力肌的下巴和腹部肌肉，可以趴在地上，雙手打開與肩同寬，撐起上半身往後仰。**把下巴朝天花板抬起，就能伸展下巴肌肉。相當於瑜伽動作中的眼鏡蛇式或魚式。

　　另一個是伸展大腿、臀部、背部和小腿的前屈伸展操。**坐下後單腳打直，另一腳盤腿內縮，彎身向前讓頭碰到伸直腳的膝蓋。**用手抓住腳尖，就可同時伸展小腿。不要用力前屈，而是慢慢吐氣，伸展 20 秒。

　　在漆黑的房間進行常做的伸展操動作，最後仰躺成大字形，放鬆全身力量。這相當於瑜伽的攤屍式。昏暗環境中降低抗重力肌的活動，頭腦就會漸漸放空，覺得想睡。如果感受到睡意，就直接上床睡覺吧！

伸展抗重力肌的下巴與腹部肌肉的伸展操

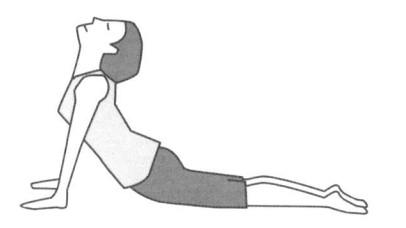

Point① 趴下後，雙手與肩同寬，撐起上身。
Point② 仰起上半身。
Point③ 下巴朝天花板方向抬起。

伸展大腿、臀部、背部和小腿的前屈伸展操

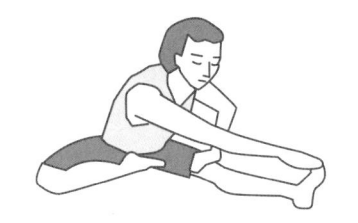

Point① 打開雙腿坐下，單腳盤腿彎曲。
Point② 上身前屈把頭伸向打直腳的膝蓋。
Point③ 用手抓住腳尖，慢慢吐氣維持 20 秒。

22 溫熱腳踝後再入睡

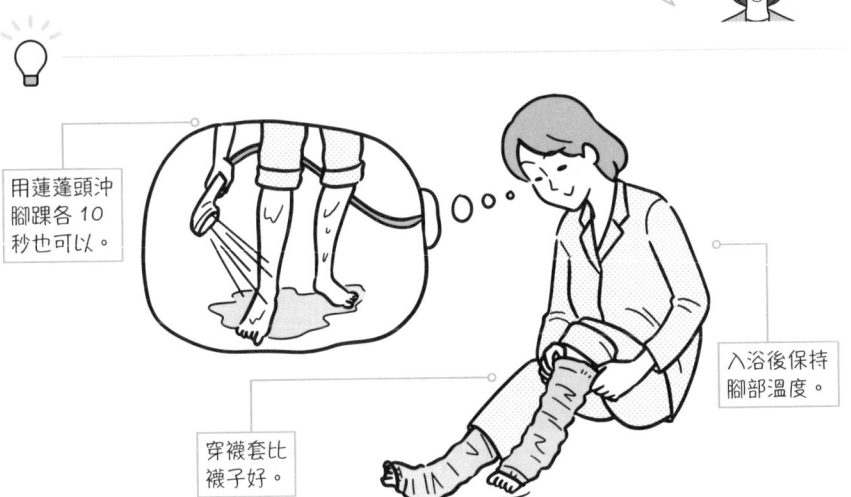

睡覺時雙腳超冷……

用蓮蓬頭沖腳踝各 10 秒也可以。

入浴後保持腳部溫度。

穿襪套比襪子好。

ADVICE
溫熱腳踝後保溫

　　睡覺時如果腳踝冰冷，有時會難以入睡。洗完澡後，穿上襪套或是套上把前端剪掉的襪子，為腳踝保溫，就容易降低深層體溫。穿襪子睡覺，腳底反而不容易散熱，所以睡前要脫掉襪子。若是沖澡而不是泡澡，可以在最後用熱水沖兩腳腳踝各 10 秒，保持腳部溫度。

理論解說

　　溫暖經過腳踝的脛骨動脈，血管就會擴張，從腳尖和腳底散熱，降低血液溫度。冷卻後的血液再循環回內臟，深層體溫就會下降，容易入睡。腳踝沒有肌體，無法發熱，因此溫熱以後必須加以保溫。

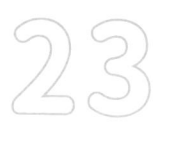
23 用熱毛巾溫熱頸部

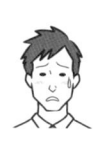

睡覺時，眼睛和嘴巴很乾……

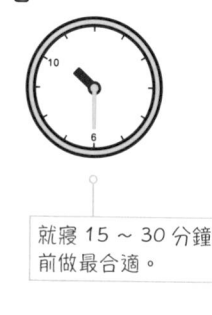

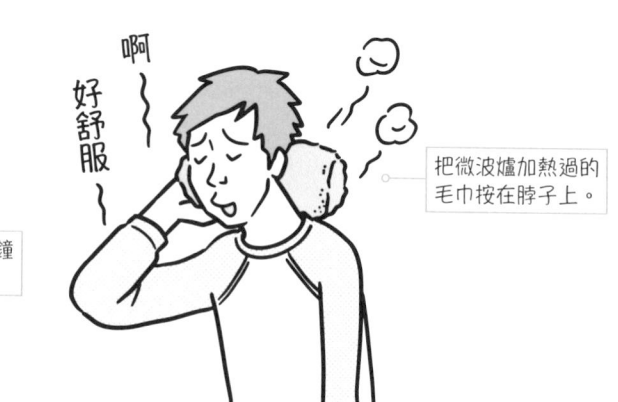

啊 好舒服

把微波爐加熱過的毛巾按在脖子上。

就寢 15 ～ 30 分鐘前做最合適。

ADVICE

溫熱脖子，進入休息模式

　　就寢前和起床後，如果覺得眼睛和嘴巴乾燥，呼吸淺急，可以試著在就寢前溫熱脖子。用微波爐加熱濕毛巾，或浸泡熱水後擰乾，再將熱毛巾敷在後頸。就寢 15 ～ 30 分鐘前最合適。不要拚命動腦到晚上，身體緊繃上床。用一些輔助道具幫助身體放鬆，在睡眠中恢復身心。

理論解說

　　控制唾液腺、淚腺和呼吸器官等等的副交感神經節，位在頭部與脖子的交界處。就寢前溫熱頸部，提高神經活動，便可以滋潤眼睛和嘴巴，放鬆身體，使呼吸順暢。相反地，交感神經的活動會降低，心跳數、呼吸數和血壓更容易降低。

第 3 章　解決「明明很累卻睡不著」的 31 個入眠對策

77

TIPS

24 伸展橫膈膜

睡前無法放鬆，呼吸短促……

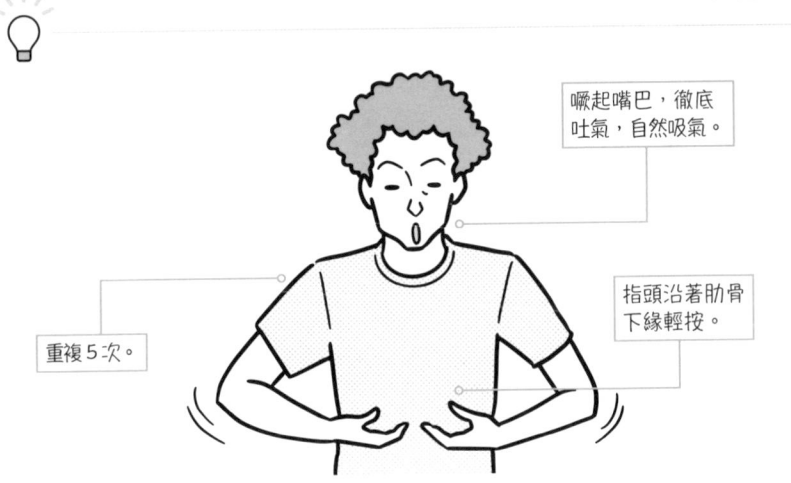

噘起嘴巴，徹底吐氣，自然吸氣。

指頭沿著肋骨下緣輕按。

重複 5 次。

ADVICE

放鬆橫膈膜，提高睡眠品質！

　　睡前觸摸肋骨邊緣，如果感覺硬邦邦就有可能是橫膈膜僵硬。交感神經活動過度活躍的狀態下，會在對話或使用電腦時，無意識地停止呼吸。入夜後交感神經也不容易平靜下來，因此可以在睡前伸展橫膈膜放鬆。手指沿著肋骨下緣輕按，噘起嘴巴，徹底吐氣，再自然吸氣，重複 5 次。

理論解說

　　橫膈膜是肌肉，周圍有神經叢，會影響自律神經功能。橫膈膜僵硬時，神經叢的功能會降低，交感神經容易亢奮。這時會變成胸式呼吸，又急又淺，汗水和唾液變黏，眼睛和嘴巴就容易乾燥。

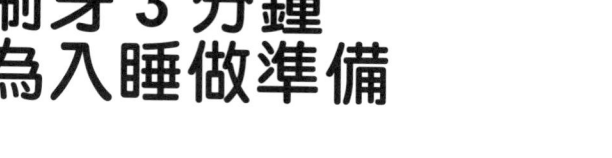
25

刷牙 3 分鐘
為入睡做準備

睡前無法放鬆……

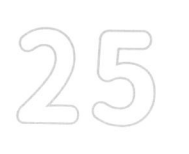

刷牙 3 分鐘。

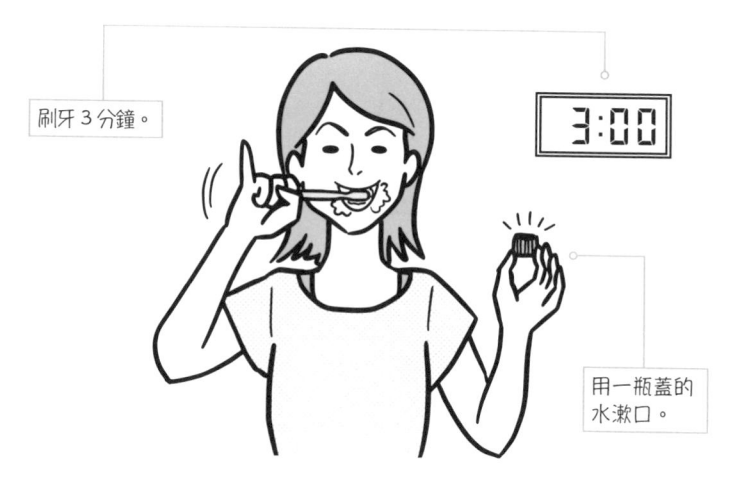

3:00

用一瓶蓋的水漱口。

ADVICE

從口腔開始放鬆！

刷牙 3 分鐘會分泌許多唾液，副交感神經就會變得活躍，所以可以把刷牙當成切換睡眠模式的儀式。刷牙時將分泌出的唾液留在口腔內，最後用一瓶蓋的水漱口。漱口這一次就好。改變口腔環境，就會影響全身的自律神經。養成睡前刷牙的習慣吧。

理論解說

交感神經活躍時，唾液內含有許多黏液素（Mucin），容易口乾舌燥；副交感神經活躍時，唾液內的酵素則會增加，口水質地變得清澈，量也會變多。睡覺時有時會流口水，就是因為唾液變得清澈的緣故。

TIPS

26

出現入睡前
幻覺會更好睡

> 睡著前忍不住想東想西……

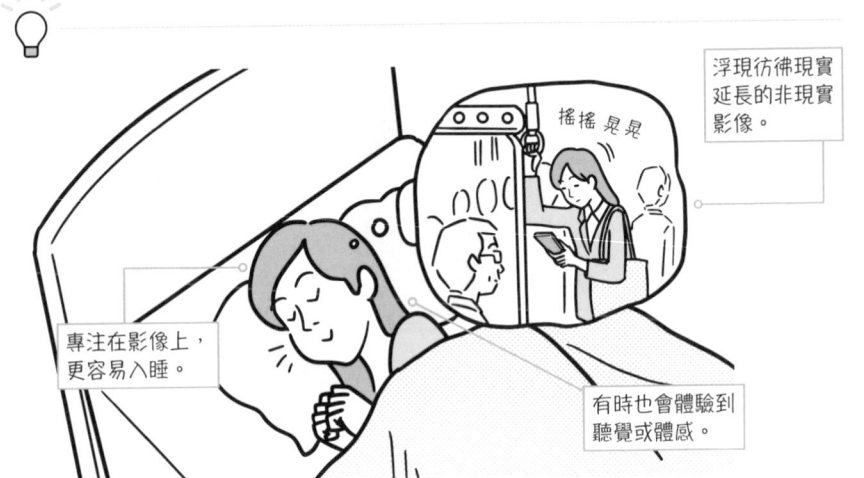

浮現彷彿現實延長的非現實影像。

搖搖晃晃

專注在影像上，更容易入睡。

有時也會體驗到聽覺或體感。

ADVICE

看見古怪影像，
就是睡著的好機會！

　　就寢後如果繼續想事情，有時腦中會浮現非現實的影像，或是幾何學圖案，這就是所謂的入睡前幻覺。這與夢境不同，不會伴隨感情體驗。如果專注在這種幻覺裡，就能迅速入睡。有時也會聽到開關門的聲音，或體感到身體的浮沉。

> **理論解說**
>
> 　　入睡前幻覺（Hypnagogic hallucination）是大腦為了隔絕外界刺激，迅速進入睡眠的策略性活動。一般認為，睡眠時大腦必須進行複雜的作業，因此會在腦中製造出真實感覺，好把放在外界的注意力拉回來。

場所　飲食　入浴法　光線　運動　**睡眠計畫**　身心管理

27 頭部降溫

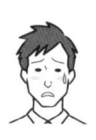

想太多很難入睡……

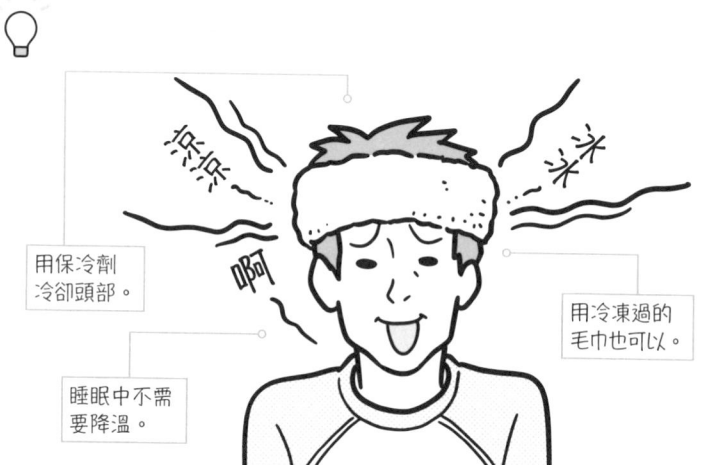

用保冷劑
冷卻頭部。

用冷凍過的
毛巾也可以。

睡眠中不需
要降溫。

ADVICE

降低大腦溫度，停止思考！

　　睡覺時可以在枕頭的上半部鋪上用毛巾包起來的保冷劑，為頭部降溫。不管是冷凍後依舊柔軟的保冷劑，或是乾毛巾噴水冷凍都可以。要注意頸部不要受涼。失眠時這個方法非常好用，如果平時這麼做的話，就能為大腦在睡前降溫。

理論解說

　　就寢時想事情，主要是因為大腦溫度還很高。大腦也是內臟的一種，大腦溫度就是深層體溫。通常入夜以後，大腦的溫度就自然下降，但如果一直盯著手機等等，溫度就會上升。因為這會讓使大腦清醒的正腎上腺素（Norepinephrine）無法減少，人就會因此感到不安和焦慮。

第3章　解決「明明很累卻睡不著」的31個入眠對策

冷卻部位有異樣感剛剛好

　　仰躺時把冰涼的物品放在耳朵以下的頸部，睡起來可能比較舒服。可是耳朵以下的部位是腦幹，主要掌管維持生命功能的大腦部位，如果冷卻這個部位，身體就會認為遭遇到危機，逼大腦清醒。**理想的冷卻位置是將保冷劑放在枕頭上半部，甚至覺得有點太上方的位置。**

　　也常有人問我能不能在額頭貼降溫貼？為耳朵以上的頭部降溫，目的是讓大腦周邊的血液降溫。因此實際把冰涼的東西按在頭上更有感。大腦周圍沒什麼肌肉和脂肪，因此很容易受到外來溫度調節的影響。

理論解說

　　前面時常提到要把大腦當成內臟的一部分，只要知道大腦也是內臟，「睡不著都是自己害的」的思維，就可以轉換為「只要改變內臟活動就行了」。用客觀視點審視自我的能力，稱為「後設認知」。

　　第9章會再詳細說明後設認知，睡不著只是因為大腦溫度較高，這並非心理問題，要當成生理問題來看待。只要了解是生理現象，就能知道睡眠就是可以自行訓練的，就和肌力訓練一樣。

認為大腦＝內臟

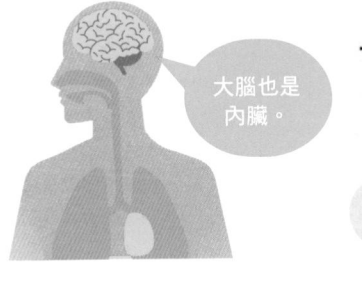

大腦也是內臟。

・改變內臟和肌肉的活動，就有明顯成果。

・每天的成果會表現在身體上。

・做記錄來提升幹勁。

睡眠訓練就像肌力訓練。

28 寫下來將記憶外部化

一有擔心的事就睡不著。

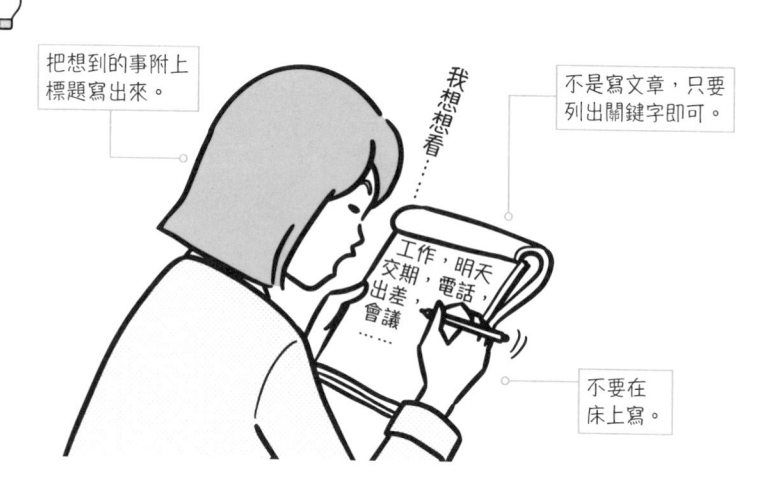

把想到的事附上標題寫出來。

我想想看……

不是寫文章，只要列出關鍵字即可。

工作，明天交期，電話，出差，會議……

不要在床上寫。

第 3 章　解決「明明很累卻睡不著」的 31 個入眠對策

ADVICE

把雜念排出大腦外！

　　連續清醒超過 18 個小時，思考就會混亂無法聚焦。這時可以把腦中浮現的想法附上標題，寫在紙上。開始想東想西時，就離開床上，把腦中的想法用關鍵字的方式寫下來。比方說，出差、開會或是資料等等，寫完再回到床上，就不會再繼續想一樣的事了。重複幾次，就容易入睡了。

理論解說

　　思考語言化後，每當再次聽到或使用相同的詞句時，神經就會自動反應後並模式化。語言具備將相關記憶統整壓縮的功用，這在心理學中稱為標籤效應（Labeling）。這也是為什麼只要把心裡的話說出來，就會感到暢快。

TIPS

29 感冒痊癒後，要把床鋪重新收拾好

自從感冒後，晚上就一直失眠。

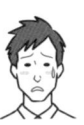

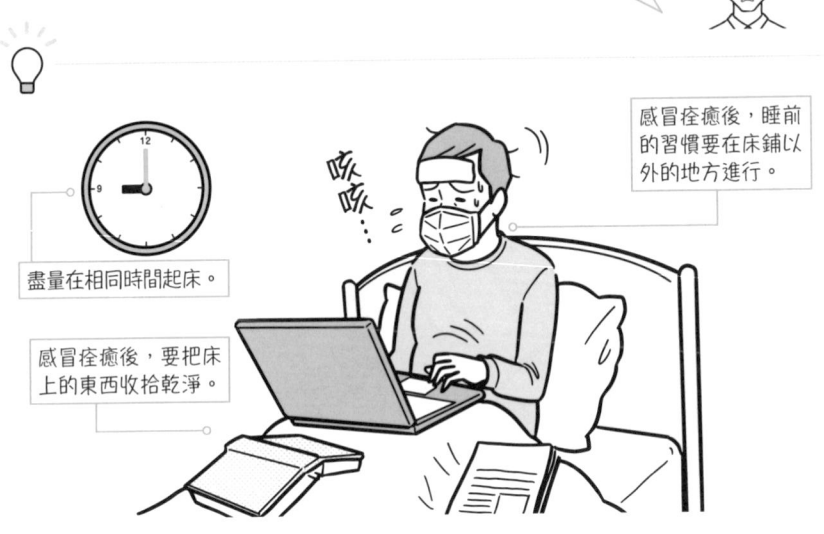

感冒痊癒後，睡前的習慣要在床鋪以外的地方進行。

咳咳…

盡量在相同時間起床。

感冒痊癒後，要把床上的東西收拾乾淨。

ADVICE

感冒容易引發失眠！

　　感冒時因為必須躺在床上靜養，經常會因為無聊，在床上做起各種事。休養期間，會把別的東西帶上床，或明明不要睡覺，卻躺在床上，或起床時間忽早忽晚，萬一這三點在痊癒之後也變成習慣，就會失眠。大腦會學習到床上是做各種事的地方，變得不容易入睡。

　　感冒痊癒後，別忘了把床上的雜物清走，重新整理環境。感冒時為了擊退病毒，人體會出現發炎反應而發燒。這是為了恢復健康的生理反應，但發燒也會打亂深層體溫和深層睡眠的時段。感冒痊

癒後的第一件事，就是要重新整理好睡眠環境。

＼想知道更多／

發燒時的睡眠品質

感冒發燒是為了攻擊入侵體內細菌和病毒的發炎反應，但發燒也會讓深層體溫維持在高點。感冒期間會消耗大量體力，因此可以一下子就睡著，但由於深層體溫很高，所以很難進入深層睡眠。

> **理論解說**
>
> 斯比爾曼（Arthur J.Spielman）等人提出 3P 因子探討失眠的成因。首先有①前置因子（Predisposing factor），再加上②觸發因子（Precipitating factor），比方說因為感冒所以睡不著的狀態。感冒時養成的習慣會打亂節律的③持續因子（Perpetuating factor），會造成持續性的失眠。只要能防止③，就能預防睡眠問題慢性化。

解釋失眠成因的 3P 因子

睡眠障礙的可能性

失眠基準線

Predisposing factor
（前置因子）

Precipitating factor
（觸發因子）

Perpetuating factor
（持續因子）

發生前　急性期　亞急性期　慢性期

（Spielman 等人的 3P 因子）

TIPS

30

助眠影片和音樂，要在床鋪以外的地方欣賞

我會在床上看助眠影片。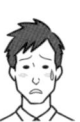

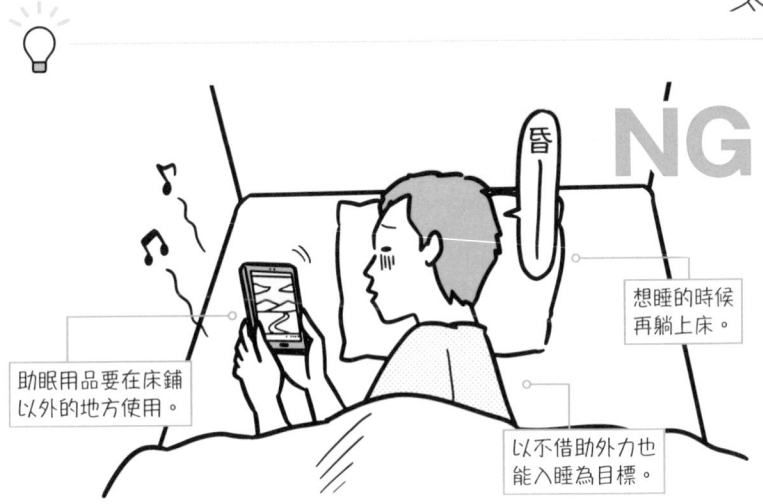

昏

NG

助眠用品要在床鋪以外的地方使用。

想睡的時候再躺上床。

以不借助外力也能入睡為目標。

ADVICE
助眠影片是用來催出睡意的！

　　以特定頻率的聲音或影片延緩腦波振幅，或是調節自律神經的影音內容，如果在床上聆聽觀看，會依賴成癮。這些內容是用來催促大腦進入睡眠狀態的輔助，因此必須在床鋪以外的地方使用，達到就寢前想睡的目的。將來的目標是不需要任何輔助，自然感覺到睡意。

理論解說

　　比方說，當中耳肌放鬆時，就容易聽見低周波的聲音，心跳和呼吸加速，以便對恐懼和不安做出反應。相對地，聆聽高周波的聲音，可以調節中耳肌的緊張，抑制不安的自律反應，引發自然的睡意。有些助眠影音內容就是利用這樣的原理。

31

睡前 1 小時
用空調烘乾寢具

熱到睡不好，開冷氣又太冷。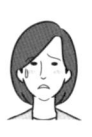

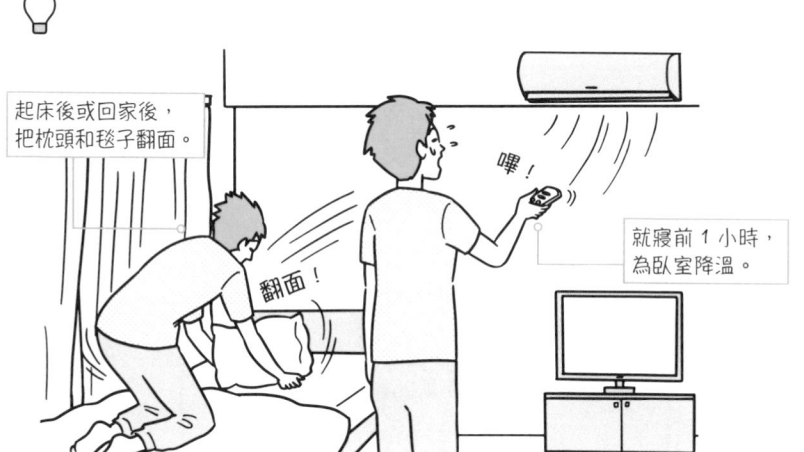

起床後或回家後，把枕頭和毯子翻面。

哩！

翻面！

就寢前 1 小時，為臥室降溫。

ADVICE
去除白晝累積的熱度！

　　白天強烈的日曬，會使臥室的建材和寢具累積熱氣。早上出門前拉上窗簾遮光，回家後先把床上的枕頭和毯子翻面，讓累積的熱氣散出。睡前 1 小時，先開冷氣降低臥室溫度，要睡覺時再把冷氣溫度調高，開著冷氣睡覺。

🔍 理論解說

　　如果睡衣和寢具不吸汗，熱氣就容易悶在體內，深層體溫不容易下降。但如果冷氣直吹身體，過度降低體表溫度，身體反而會為了維持深層體溫而蓄熱，讓人睡不好。重要的是避免身體著涼，同時促進散熱。

32 用熱毛巾擦拭腳底

腳熱到睡不著……

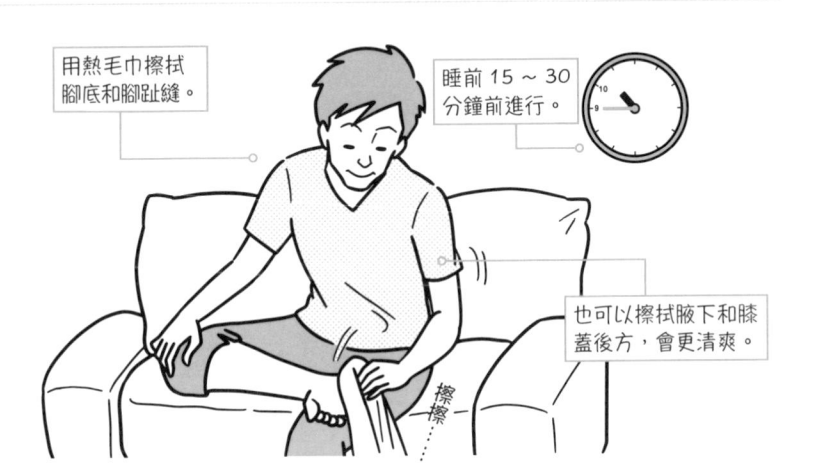

用熱毛巾擦拭腳底和腳趾縫。

睡前 15～30 分鐘前進行。

也可以擦拭腋下和膝蓋後方，會更清爽。

擦擦

ADVICE

利用蒸氣，促進體內散熱

睡前 15～30 分鐘，用微波爐加熱濕毛巾等方式製作熱毛巾，擦拭腳底和趾縫。熱毛巾蒸氣的汽化熱會帶走腳部熱度，使腳部涼爽。如果因為腳很熱，直接沖冷水降溫會讓血管收縮，反而更燥熱。

> **理論解說**
>
> 一般來說，腳底流汗，汗水蒸發時的汽化熱會讓身體涼爽，但是在高溫高濕的環境裡，汗水難以蒸發。以熱毛巾擦拭腳底和腳趾，可以輕鬆輔助汗水蒸發的效用。一併擦拭腋下和膝蓋後方，散熱效果會更好。

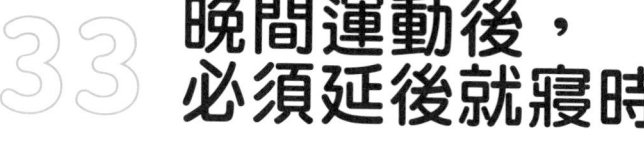

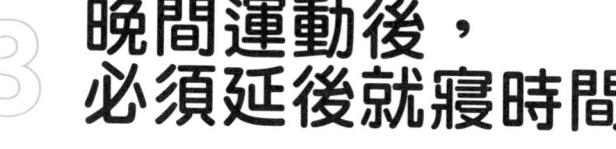

晚間運動後，必須延後就寢時間

晚上慢跑回家後，就很難睡著。

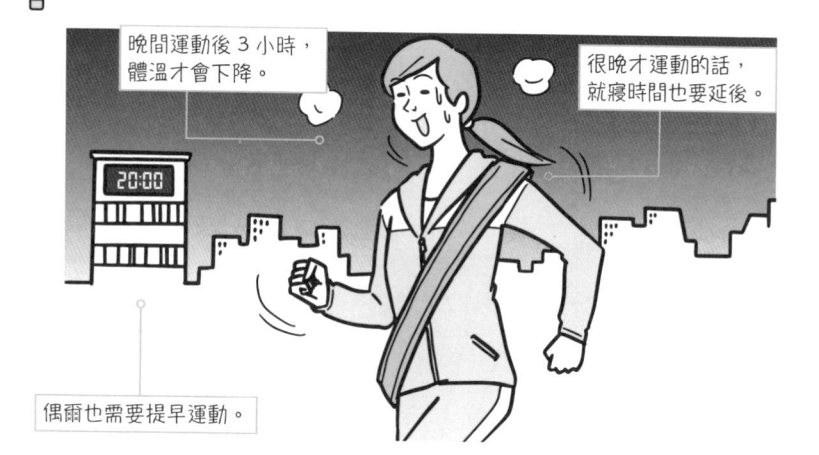

晚間運動後 3 小時，體溫才會下降。

很晚才運動的話，就寢時間也要延後。

偶爾也需要提早運動。

ADVICE
運動要考慮到就寢時間

　　如果在深層體溫下降的時段慢跑或上健身房，造成體溫上升，接下來需要約 3 小時，體溫才能止升反降。若是在這段時間就寢，就很難入睡，睡眠變淺。因此不能總是在很晚的時間運動，要不然就寢時間也要延後。偶爾也需要提早在傍晚運動，或是夜間只做低強度運動。

理論解說

　　運動後生長激素會增加，但生長激素有 70% 是在睡眠中分泌，因此運動和睡眠需要一起思考。每星期至少 4 天避開夜間運動，而運動時間較晚的日子，就避免過早就寢，防止大腦記住不容易睡著的經驗。

TIPS

34 腦袋放空做手工

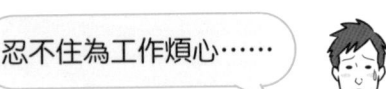
忍不住為工作煩心……
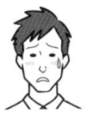

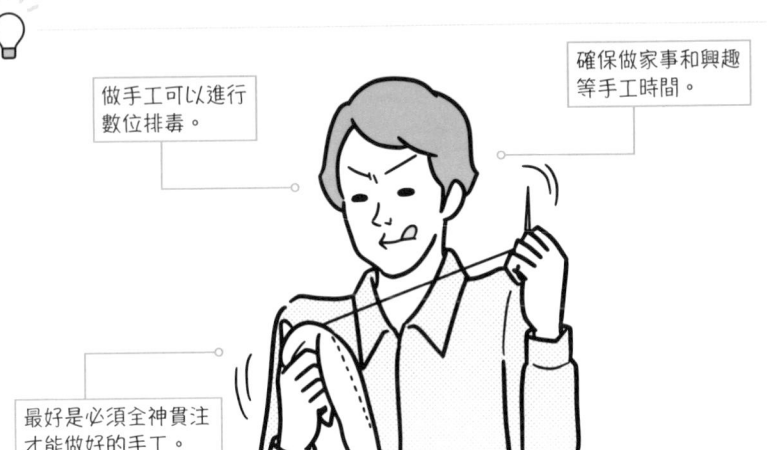

做手工可以進行數位排毒。

確保做家事和興趣等手工時間。

最好是必須全神貫注才能做好的手工。

ADVICE

以手工來抑制額葉活動

　　就寢前可以安排手工時間。做手工的期間，關掉手機、音樂或電視等等，進行數位排毒。選擇洗碗、摺衣服、燙衣服和擦鞋子這些必須專心才能做好的工作，將注意力放在細節和下一步的動作上，就能抑制大腦進行思考的額葉活動。

> **理論解說**
>
> 　　大腦以耳朵一帶為界，分為前後。前半部稱為額葉，後半部稱為頂葉，大腦收集到頂葉的感覺，會傳送到額葉，然後轉化為行動。額葉和頂葉互為競爭關係，因此當額葉活躍時，會什麼事情都沒辦法做，而頂葉活躍時，額頭就會停止思考，腦袋放空。

手工對大腦影響的實驗

手工能為大腦帶來現實感。**日常生活中的觸覺對心理帶來的影響極大**。在研究觸覺與心理關係的實驗中，將受試者分成觸摸砂紙和觸感舒適軟布的組別，接著請他們閱讀一篇對話文。文章內容可以解讀成感情很好的兩人對話，也能解讀成針鋒相對的對話。

對於「對話文中的兩人感情如何」的問題，觸摸砂紙的組別回答「水火不容」，觸摸軟布的組別，則回答「感情很好」。就像這樣，愉悅的觸覺會把其他資訊也加工成愉悅的資訊。

就寢前專注在手工上，可以讓現實的觸覺情報傳遞給大腦。基於競爭原理，額葉的活動會被壓抑，可以防止基於過往成見來負面解讀事物，或過度從中尋找價值，讓身體進入低代謝且平靜的狀態。

觸摸軟布的組別，與觸摸砂紙的組別

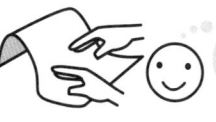
正面印象

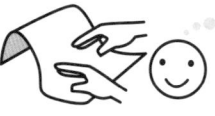
負面印象

理論解說

以下更進一步說明大腦的競爭關係。人會將視覺、聽覺和觸覺等等的體感資訊，統合在頂葉的後方聯合區，掌握身體發生了什麼事。這些資訊傳送到額葉時，會經過貯藏記憶的顳葉。在這裡對照過去的記憶，為現在的狀態加上「意義」。但是因為額葉的作用使然，會形成成見，有時會變成煩惱的根源。

譬如說我們看到或摸到一條領帶。在後方聯合區處理資訊的階段，對任何人來說，都是一樣的領帶。然而資訊送到額葉時，每個人感受到的意義就不同了。

有人看到領帶，會聯想到顧客或待客的場面，感受到價值。也有人因為有被上司臭罵的經驗，光是看到領帶，就不想去上班，對這樣的人來說，領帶就是沒有價值的東西。有時在額葉進行的資訊加工，會造成煩惱。

從事數位以外的手工活動，有助於讓明確的資訊傳送到後方聯合區，避免額葉製造煩惱。

TIPS

35

重讀看過的漫畫，或讀艱澀的書

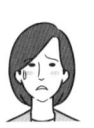

睡前看書，就會興奮到睡不著。

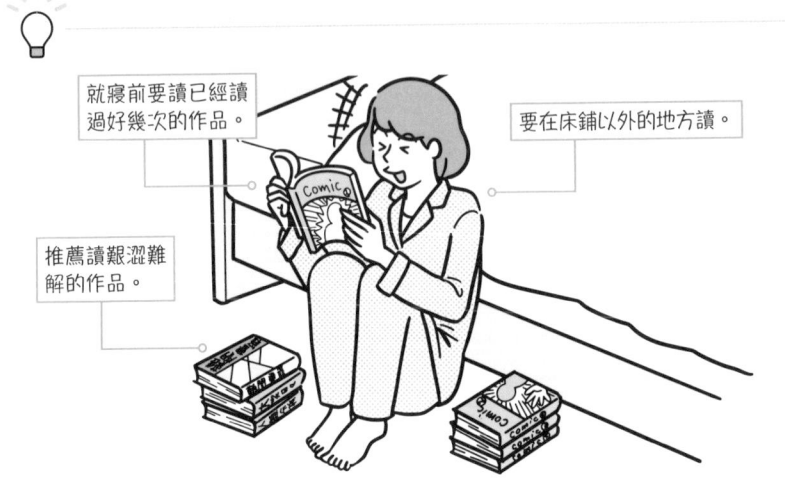

就寢前要讀已經讀過好幾次的作品。

要在床鋪以外的地方讀。

推薦讀艱澀難解的作品。

ADVICE

用閱讀調節大腦的清醒程度

　　睡前閱讀最好選擇已經知道劇情的小說或漫畫。大腦只要能預測接下來的故事發展，就不會出現心跳或呼吸加速的緊張反應，可以避免無謂的激動興奮，也不妨礙睡意。此外，閱讀內容艱澀的專業書籍或外文書，由於必須非常專注才能理解內容，也會讓人想睡，試著選擇其中一種吧。

> 理論解說
>
> 　　大腦的清醒程度，深受眼前問題的難易度影響。因為行動帶來的風險程度不同。全新或陌生的體驗本身就具有風險。接收新資訊時，為了應對風險，清醒度會增

加。資訊越新奇，清醒度就越高。越是第一次接觸的資訊，越讓人清醒，但是超過一個程度，清醒程度反而會逐漸下降。

　碰到自己的知識無法理解的高難度資訊時，大腦會自己判斷無法處理，發動降低代謝、優先維持生命的機制。如果把資訊新奇度所引發的清醒程度變化製作成圖表，剛好會是倒U字形，因此稱為倒U曲線。在心理學中，以提出人將其命名為耶基斯－多德森定律（Yerkes–Dodson law）。

＼想知道更多／
太難的內容讓人想睡的理由

　　日常生活中也時常會遇到倒U曲線的體驗。比方說，我經常遇到病患求助，重要的會議上冒出一大堆沒聽過的專有名詞，或用不熟悉的英語開會，就會忍不住打瞌睡。**這是大腦和身體在面對超出風險範圍的事物時，啟動的防衛機制。**要預防在這種場合打瞌睡，預習是很有幫助的。事前閱讀資料，預先了解可能會遇到的陌生名詞，就能降低新奇度。

　　反過來也可以把打瞌睡的反應運用在入睡，像是在睡前閱讀艱澀的專業書籍，引發睡意。只要控制資訊對大腦的新奇度，就能根據不同場合，讓大腦保持清醒。做到客觀審視自我的後設認知，就能控制大腦面對的課題。

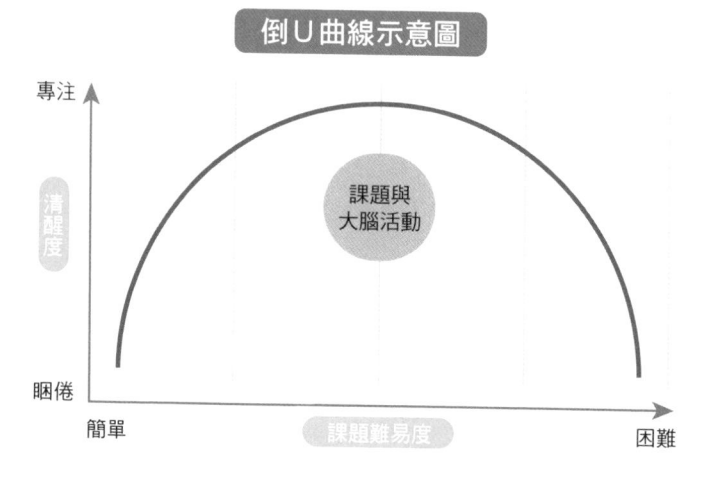

倒U曲線示意圖

36 睡前閱讀以紙本為主

睡前可以看電子書嗎？

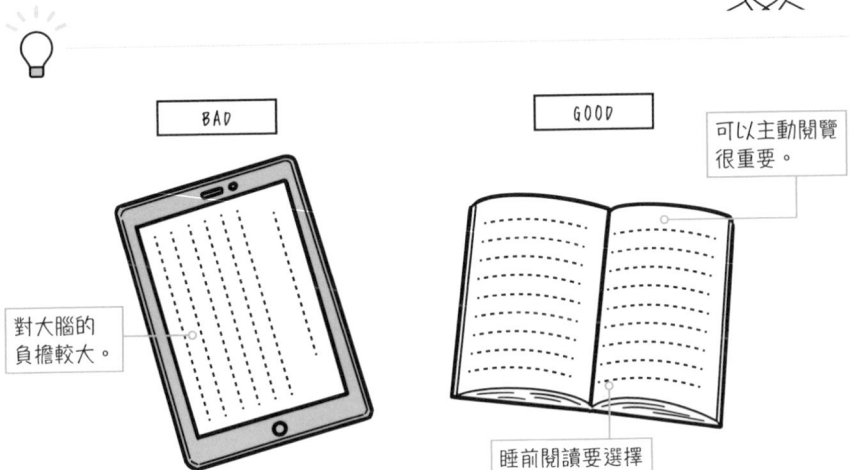

BAD

GOOD

可以主動閱覽
很重要。

對大腦的
負擔較大。

睡前閱讀要選擇
紙本書。

ADVICE
紙本書對大腦影響較小

即使是同本書，電子和紙本對大腦的影響卻不同。電子裝置對大腦的負擔很大，容易引發心跳和呼吸加速的緊張反應。此外，閱讀電子書時是透過載體理解內容，較難讀出作者隱藏在字裡行間的意圖和隱喻。隨手翻閱紙本小說或雜誌，思緒較集中。

＼想知道更多／
依時段不同使用紙本和電子裝置

開始遠距工作以後，有不少人越來越常工作到睡前一刻。因為隨時都能連線工作，更需要安排離線時段。雖然越來越多企業規定

不能在下班後進行工作連絡，但還是有人會在三更半夜被工作騷擾。

　　為了在數位氾濫的狀況下確保睡眠品質，要區分就寢前和醒來後的工作種類。把工作分成紙本作業及電腦或平板作業，睡前只進行紙本作業，等早上醒來後，再處理使用電子裝置的工作。

　　一開始也有病患表示很難區分工作內容，但是實際執行後，隔天早上起床更清爽。早上醒來後，是一天當中頭腦最敏銳的時段，更適合處理高度認知功能的工作。

理論解說

　　用螢幕閱讀文字，光是理解內容對大腦的負擔就比較大，所以無法同時進行其他思考。但是閱讀紙本時，閱讀本身的負擔較少，所以可以同時進行其他思考，找出關聯性，理解抽象概念。

　　進行腦力工作時的負擔，稱為認知成本。光是閱讀電子裝置，就需要耗費較高的認知成本。針對學習的相關研究也經常提到，透過紙本學習，可以增加知識量，但透過電子裝置學習，只會記住資訊在哪裡。**透過電子裝置的學習，與其說是內化為自己的知識，更容易變成「記得可以在哪裡找到」的知識。**

　　所以如果要用電子裝置閱讀，建議使用專用閱讀器，比較能降低認知成本。避免螢幕顯示其他圖示、廣告、社群媒體或新訊息通知等等與書籍無關的資訊。

　　只看想看的地方，大腦就不會過度清醒。但如果視覺範圍內出現預期外的刺激，目光焦點就會轉移，大腦就會開始警覺，提防那是否為對自己有害的刺激。為了避免在睡前陷入這種無謂的緊張狀態，請選擇紙本閱讀吧。

TIPS

37 補充鐵質

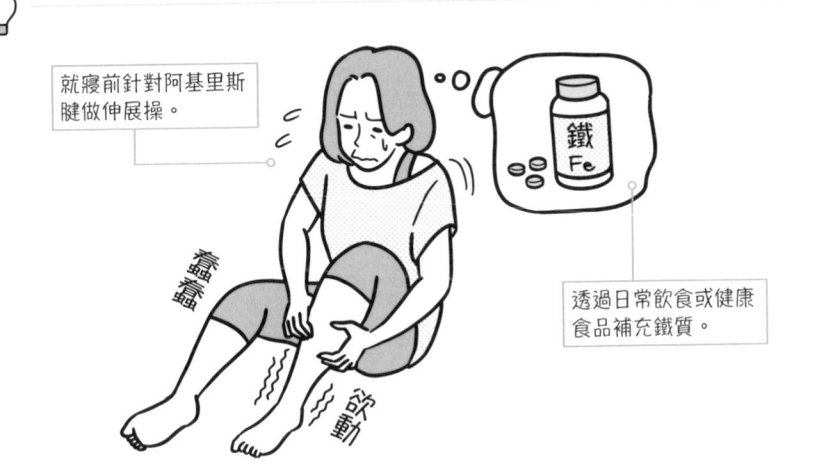

每次準備睡覺，就忍不住想要動腳……

就寢前針對阿基里斯腱做伸展操。

鐵 Fe

透過日常飲食或健康食品補充鐵質。

ADVICE

腳感覺癢麻不適，是缺鐵的信號！

　　想要睡覺，腳卻感覺癢麻不對勁，動一動就好了，之所以會發生這種「不寧腿症候群」（Restless legs syndrome，RLS）是因為缺鐵。這種症狀好發於女性，但是中高齡男性時也會遇到。平日透過飲食和保健食品補充鐵質。此外，就寢前針對阿基里斯腱和大腿內側做伸展操，也可以減輕躺下時的癢麻感。

理論解說

　　在治療不寧腿症候群時，會使用提高多巴胺（Dopamine）功能的藥物。多巴胺是由酪胺酸（Tyrosine）轉換而來，合成時需要鐵離子，因此如果缺鐵，多巴胺就會減少。鐵無法在人體內生成，因此必須透過飲食來補充。

38 秒速 5 公分按摩

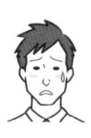

身體緊繃，無法入眠……

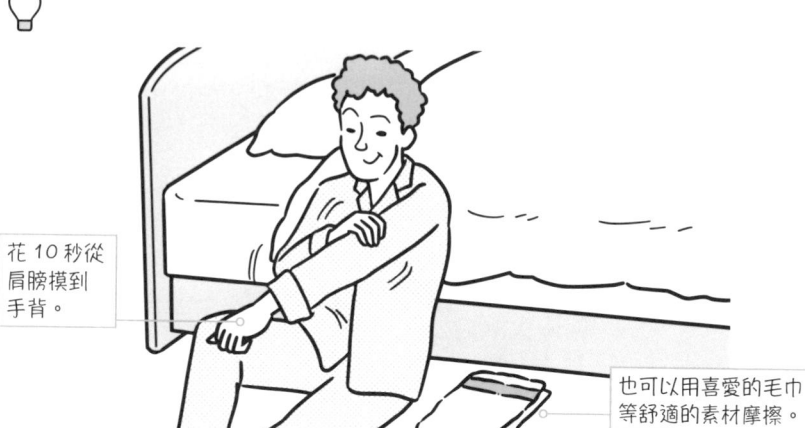

花 10 秒從肩膀摸到手背。

也可以用喜愛的毛巾等舒適的素材摩擦。

ADVICE

緩慢傳達觸覺，讓大腦放鬆

　　首先右手觸摸左肩，接著用 10 秒的時間從左肩慢慢地觸摸到左手背。以秒速 5 公分的速度觸發神經 C 纖維（C fiber），緩和身體的緊張反應。此外，也可以用毛巾或睡衣等柔軟的素材刺激 C 纖維。就寢前進行舒服的按摩，好好款待一下自己吧。

理論解說

　　C 纖維是一種無髓神經纖維，透過緩慢碰觸才會被喚起。接著掌管信賴、愛情等感情的催產素（Oxytocin）就會增加分泌，島葉、副交感神經變得活躍，全身進入安神和放鬆的狀態。

TIPS

39

睡前伸展操
可預防腳抽搐

> 睡到一半，突然腳抽搐驚醒。

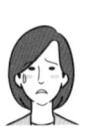

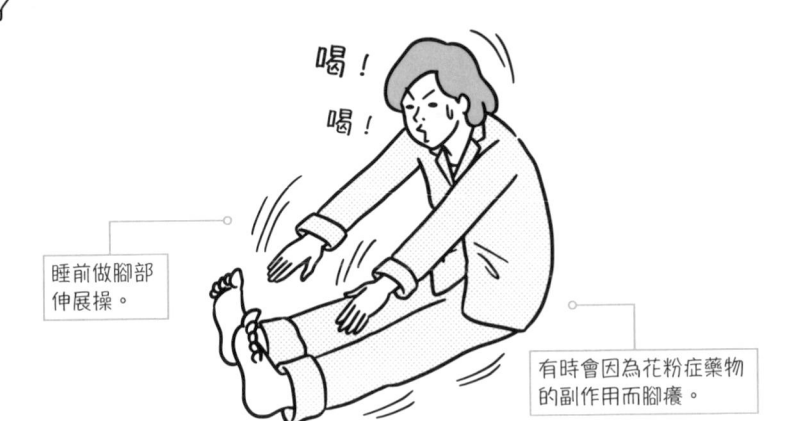

喝！

喝！

睡前做腳部
伸展操。

有時會因為花粉症藥物
的副作用而腳癢。

ADVICE

預防腳部抽搐！

　　睡到一半腳踝或膝蓋突然一抖，這種每小時週期性重複 5 ～ 15 次的現象，稱為週期性肢體抽動症（PLMD）。治療主要使用多巴胺促進劑，但就和不寧腿症候群一樣，主因是缺鐵。比起小孩和年輕人，更容易發生在年長者族群身上。有時補充鐵劑，或針對阿基里斯腱和大腿做伸展操，就能緩和症狀。

理論解說

　　有 45% 以上的高齡者，每小時會發生約 5 次的抽搐，多半發生在膝蓋以下，主因是缺鐵。經常合併發生 TIPS 37 的不寧腿症候群。此外，酒精、身體疼痛和睡眠不足會症狀加劇，目前成因不明。

過敏藥物的副作用！

每到花粉症的季節，不寧腿症候群病患就會增加，其實這是過敏藥物的副作用。

廣為作用於大腦額葉的組織胺會引發過敏反應，因此會使用抗組織胺藥物抑制組織胺的作用，來緩和過敏症狀。結果同樣廣為作用於額葉的多巴胺就會減少。多巴胺減少，就會發生不寧腿症候群。

更麻煩的是，原本只是因為藥物副作用所以難入睡，結果就在床上胡思亂想或是滑手機，反而養成壞習慣。如果腳部癢麻想要抖腳，睡前就好好針對小腿和大腿內側做伸展操，等花粉症季節過去，就能恢復原有的睡眠習慣了。

服用止癢藥隔天的副作用

許多人因為全身發癢睡不著，吃了醫生開的止癢藥就可以入睡了。引發搔癢的組織胺是讓大腦清醒的物質，會在每天睡前和剛起床時增加分泌。

想睡覺時全身發癢睡不著，但服用止癢藥的抗組織胺劑，就可以鎮定大腦，安然入睡。如果是因為抗組織胺藥物的作用而睡著，有時睡意會延續到隔天。與其說是睏，更像是腦袋一片空白，無法運作的感覺。組織胺受體廣為分布在額葉，因此抗組織胺藥會讓額葉的功能下降。有資料顯示，服用抗組織胺藥的隔天，仍有約 50% 的藥效殘留。

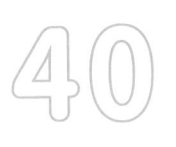
TIPS

40 蓋厚重的被子，安心入睡

總覺得渾身不自在，難以入眠……

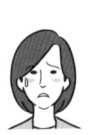

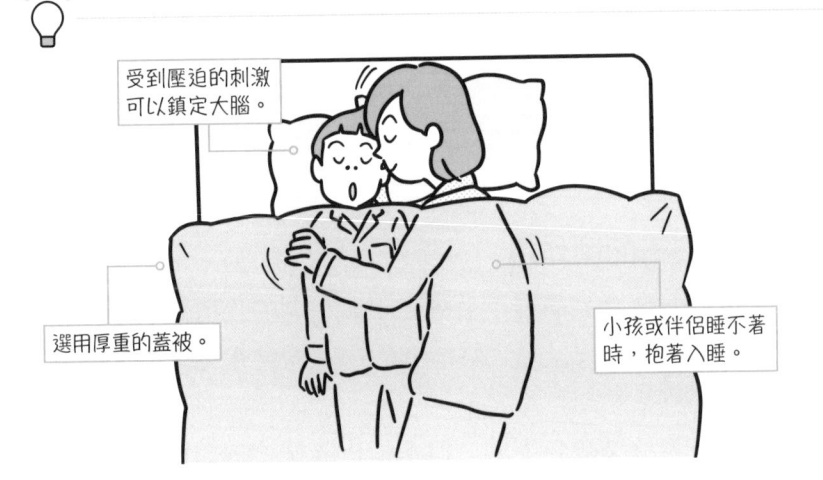

受到壓迫的刺激可以鎮定大腦。

選用厚重的蓋被。

小孩或伴侶睡不著時，抱著入睡。

ADVICE

受到壓迫就會安心！

　　覺得渾身不自在，什麼姿勢都很難睡，是壓覺不足造成的。為了讓身體感覺到重力，需要跳躍、趴地或懸掛等感覺，但日常生活中很難得到這樣的感覺，因此可以選用較重的蓋被。小孩或伴侶難以入睡時，可以緊緊抱住對方，滿足對方的壓覺。

> **理論解說**
>
> 　　體感中感受壓迫的壓覺會影響大腦的清醒程度。四肢著地移動、攀登等容易感覺到重力的運動，會刺激壓覺。壓覺受到刺激後，大腦會適度進入清醒狀態，因此當精神不集中時，去慢跑一下再回來，就容易專注學習了。

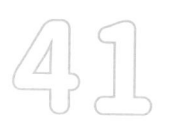

TIPS

41

安眠藥要配合睡眠訓練使用

不吃安眠藥就睡不著……

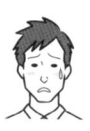

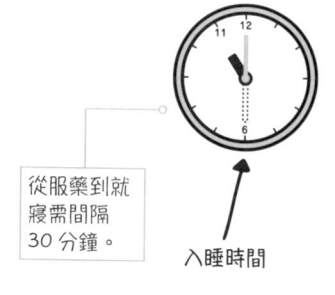

從服藥到就寢需間隔30分鐘。

入睡時間

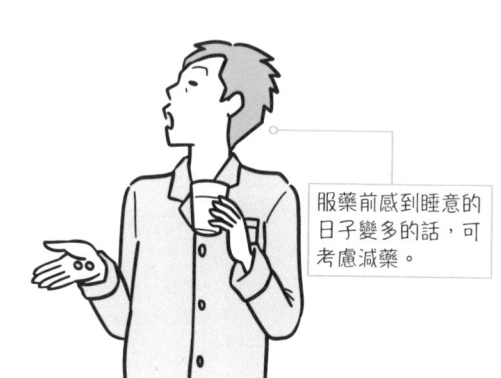

服藥前感到睡意的日子變多的話，可考慮減藥。

ADVICE

培養出安眠力之後，就拿掉安眠藥的輔助！

　　若是在就寢前一刻才服藥，即使順利睡著了，也無法確定是否是藥效的關係。睡前30分鐘服藥，會遇到三種情形：①服藥前就想睡、②服藥後開始想睡、③服藥了卻不想睡。調整好生理時鐘的話，安眠藥的效果會提高，漸漸能靠自己的力量入睡。如果①的情形1星期超過4天，就可以和醫生討論減藥。

理論解說

　　一般醫生會開處方的苯并二氮呼類藥物（Benzodiazepines），有促進GABA吸收的效果。在白天的活動中充分提高睡眠壓，GABA自然就會被大腦吸收。這就是服藥前的睡意。透過睡眠訓練，在服藥前就有睡意的話，可以每2週減半藥量。

101

日本睡眠學會的安眠藥使用指引

2013 年日本睡眠學會制定了「安眠藥的妥善使用及停藥指引」[＊]
（http://jssr.jp/data/pdf/suiminyaku-guideline.pdf）。**這份指引的目的是為了減少沒有具體的衛教指導就開藥的情形**，只要上網搜尋，任何人都可以閱讀。

妥善使用安眠藥，養成不需要依賴藥物也能入睡的習慣，再慢慢休藥、停藥，這樣的認知普及的話，就不會對長年服藥或是使用安眠藥抱有罪惡感了。

理論解說

如果在服藥前就感到睡意，就和主治醫師討論，逐步休藥或停藥。減少安眠藥時，會採用漸減法與隔日法。漸減法是階段性減少藥量的方法，隔日法則是逐漸拉開服藥日間隔的方法。以一次服用一顆藥為例（如下圖），如果突然停藥，會發生極端失眠的情形。

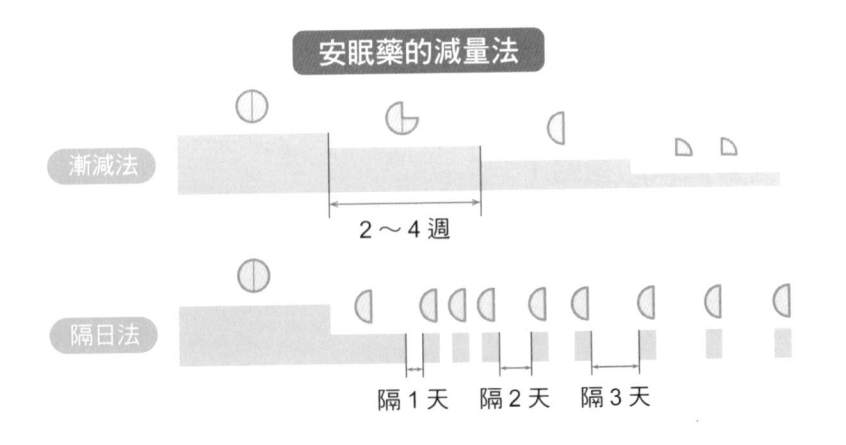

安眠藥的減量法

漸減法

2～4 週

隔日法

隔 1 天　　隔 2 天　　隔 3 天

＊此訊息為日本資訊，請諮詢睡眠專科醫師。

42

傍晚做家事
或散步 20 分鐘

做肌力訓練，反而亢奮到睡不著。

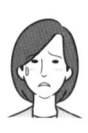

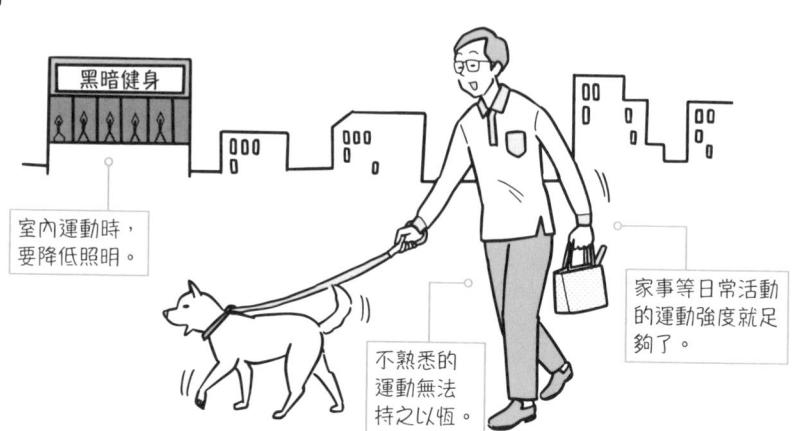

黑暗健身

室內運動時，
要降低照明。

不熟悉的
運動無法
持之以恆。

家事等日常活動
的運動強度就足
夠了。

ADVICE

運動採取低強度高頻率！

　　進行肌力訓練會睡不著覺的話，就
要避免過度疲累的訓練內容。需要的強
度是 3 代謝當量（Metabolic Equivalent，
MET）以上。也就是做家事或上下階
梯、遛狗或搬動物品 20 分鐘的強度。比
起強度，頻率更重要。肌力訓練對忙碌
的人來說很管用，在體溫最高的傍晚安
排這些活動，就能確保足夠的運動量。

理論解說

　　要避免在陌生的地
點運動，或從事新的
運動。下定決心成為健
身房會員或挑戰爬山等
等，大腦會在運動前把
能量耗在處理新情報
上，變得過度亢奮。首
先從擴大吸地板的範圍
等等，在平日生活中多
加一個運動要素，是最
合適的。

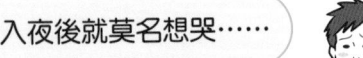

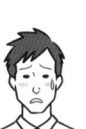

TIPS

43

晚上看電影
盡情哭泣

> 入夜後就莫名想哭……

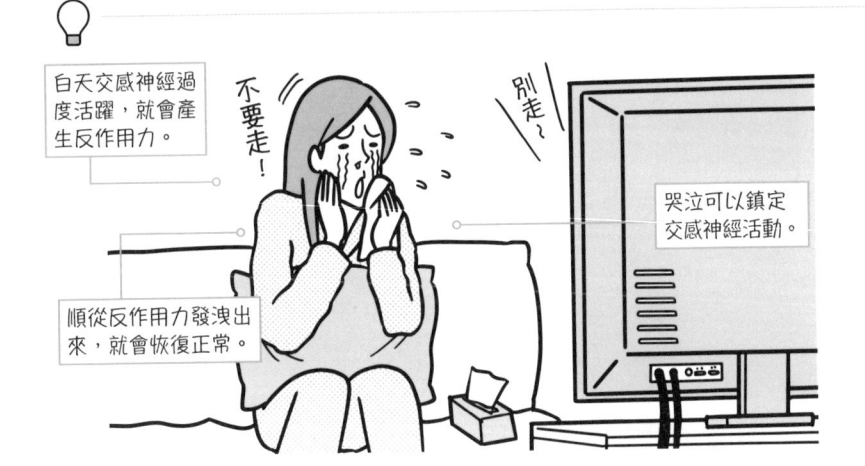

白天交感神經過度活躍，就會產生反作用力。

不要走！

別走～

哭泣可以鎮定交感神經活動。

順從反作用力發洩出來，就會恢復正常。

ADVICE

哭泣可以鎮定神經！

　　不知道各位是否體驗過，在睡不著的夜晚看電影，結果一下子就掉眼淚。哭泣時，副交感神經會活躍。夜晚容易哭，是因為交感神經的活動持續活躍到晚上，為了強制鎮定心緒，而出現強烈的反作用力。晚上想要哭的時候，不要硬憋，盡情大哭一場，心情就會平靜下來，睡得更好。

理論解說

　　根據體內平衡原理，人體就像鐘擺一樣，會出現過度緊張與過度放鬆的反應。只要不刻意阻礙，就會再次重複緊張和放鬆的反應，但振幅會越來越小，最終趨於穩定。不要勉強壓抑身體反應，才能更快恢復常態。

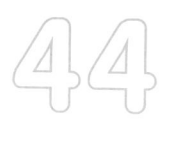

44 花粉症發作時，降低大腦溫度較舒服

花粉症的季節總是難以入睡……

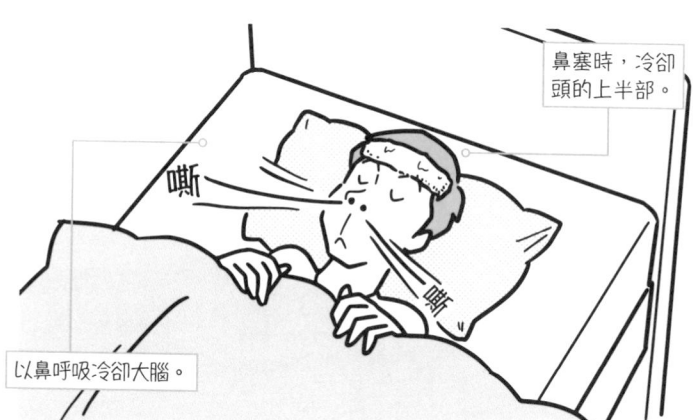

鼻塞時，冷卻頭的上半部。

嘶

嘶

以鼻呼吸冷卻大腦。

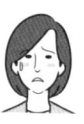

ADVICE

如果無法鼻呼吸，
就直接大腦降溫

　　鼻呼吸具有冷卻大腦的功能，達到深層睡眠。花粉症或過敏性鼻炎發作，無法鼻呼吸時，大腦就難以降溫，睡眠就會變淺。可以取代鼻呼吸的是 TIPS 27 介紹過的頭部降溫法。鼻炎改善之後，可以在嘴巴貼上膠帶，促進鼻呼吸，恢復原本功能。

🔍 **理論解說**

　　駱駝等能夠適應嚴酷環境的動物，鼻子構造會變得特別長。這是為了利用經過鼻子的空氣，吹過通往大腦的血管為血液降溫。人體也有相同結構，為了降低深層體溫，達到深層睡眠，必須用鼻呼吸。

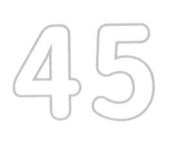
45 呼吸不順時，改用腹式呼吸

睡眠期間會覺得呼吸困難……

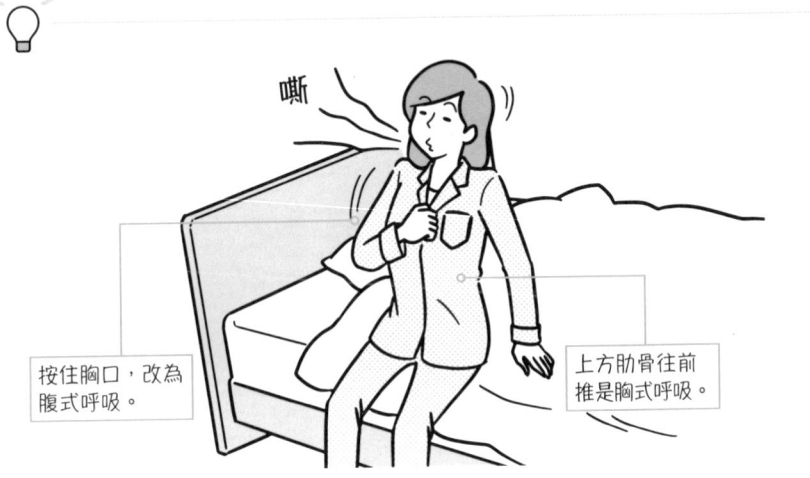

嘶

按住胸口，改為腹式呼吸。

上方肋骨往前椎是胸式呼吸。

ADVICE

用肋骨的活動觀察呼吸

　　覺得呼吸不順的人，平時都習慣胸式呼吸。把手放在胸口，如果胸口往前推動，這就是胸式呼吸。當手用力按住胸口呼吸的話，因為活動受到限制，就會自然變成腹式呼吸。按著胸口呼吸，一開始會覺得喘不過氣，但呼吸 10 次後，就能自然變成腹式呼吸了。

理論解說

　　12 對肋骨中，與呼吸運動相關的是第 2～10 對。2、3 對往前移動，進行胸式呼吸，4～10 對會往側邊及背部擴張，進行腹式呼吸。按住胸口，就會變成腹式呼吸。仰躺姿勢可以開放胸式呼吸側的肋骨，前傾側臥位則可以開放腹式呼吸側的肋骨。

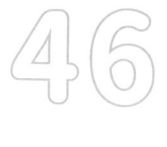

46 疼痛和失眠是不同問題

膝蓋痛到睡不著。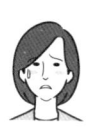

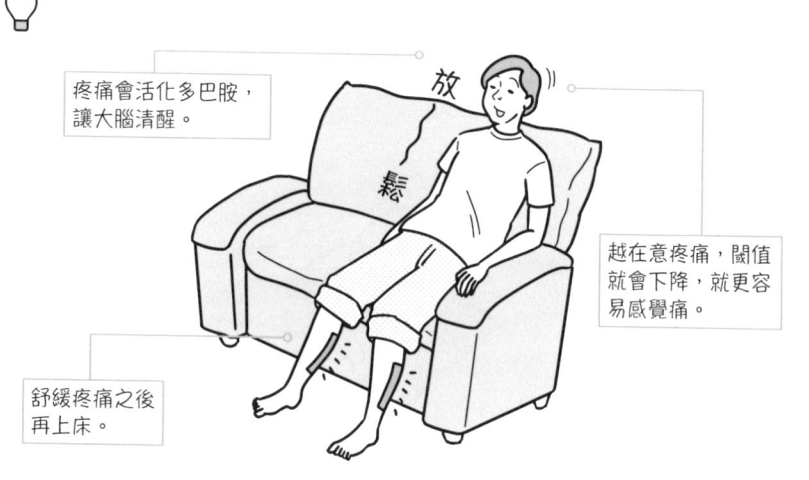

疼痛會活化多巴胺，讓大腦清醒。

放鬆

越在意疼痛，閾值就會下降，就更容易感覺痛。

舒緩疼痛之後再上床。

ADVICE

最後會變成不痛也睡不著

　　過度意識身體的疼痛，會降低神經感知疼痛的刺激最小量（閾值），結果更容易察覺疼痛。如果身體痛，就會難以入眠，但若是就這樣繼續躺在床上，即使疼痛改善了，難以入睡的狀況也會持續下去。必須預防疼痛→失眠→抑鬱的二次傷害。

理論解說

　　當身體感覺到痛，大腦的多巴胺就會亢奮。於是負責大腦清醒的上行性網狀活化系統就會活化，讓人難以入睡，或是睡到一半醒來。如果一直躺在床上，即使疼痛改善也很難睡，所以睡不著時要離開床上。

第3章　解決「明明很累卻睡不著」的31個入眠對策

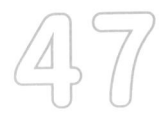
TIPS

47 睡覺時不要蒙著頭

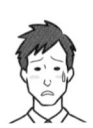

> 因為很冷，我都用被子蒙著頭睡覺。

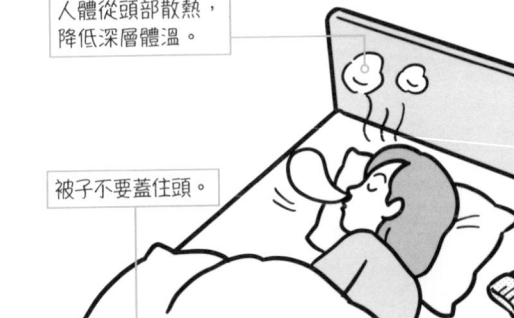

人體從頭部散熱，降低深層體溫。

被子不要蓋住頭。

毛帽會妨礙散熱，睡前要脫掉。

ADVICE
天冷也需要散熱

寒冷的季節，用被子蒙住頭，真的很溫暖舒服，但這樣會妨礙睡眠。深度睡眠需要降低深層體溫，這時必須靠血管散熱降低血液溫度。如果用被子蓋住頭，或是戴毛帽睡覺，就會妨礙散熱。溫暖脖子、骶骨和腳踝，然後頭部和腳尖要露出來散熱，這樣才睡得好。

理論解說

大腦周圍密布血管。就寢前副交感神經會使血管擴張散熱，降低大腦的深層體溫。散熱需要換氣，所以千萬不要用被子蓋住頭或戴帽子。妨礙換氣，大腦溫度就無法下降，讓人睡不好。

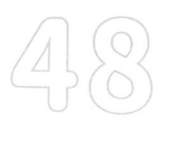
48

環境音太吵時，
可以放音樂

伴侶的鼾聲吵得人睡不著。

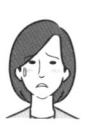

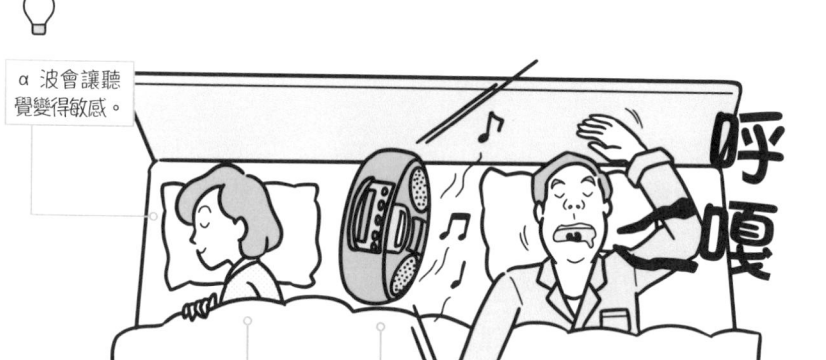

α 波會讓聽覺變得敏感。

調節生理時鐘，睡前培養強烈睡意。

朝鼾聲的方向播放音樂來緩和聲音。

ADVICE

為了確保安全，
聽覺會變得過敏！

　　狗叫聲、低重音、伴侶的鼾聲或風雨聲等等，這些聲音在白天完全不在意，準備入睡時，卻讓人心煩意亂。這代表大腦正在監視周圍動靜。此外，剛入睡時，迷走神經活動降低，鼓膜放鬆，所以低音域的聲音聽起來特別大。朝著聲音傳來的方向播放音量轉小的音樂，就可以抵消鼾聲，不被打擾。

理論解說

　　閉上眼睛，腦波就會出現 α 波。α 波的比例增加，聽覺變得敏感。這有可能是人體在睡前監視周圍是否有外敵的機制。這是為了確保安全的人體功能，也代表大腦準備入睡了。

鬼壓床的原理

大腦捏造的影像體驗！

　　有些人動不動就遇到鬼壓床，這是一種被稱為睡眠癱瘓症的現象。睡眠是不斷反覆「淺眠→深眠→淺眠」的過程，最後出現快速動眼睡眠。

　　如果**剛入睡就出現快速動眼睡眠的話，就容易遇到鬼壓床**。自律神經紊亂，大腦配合身體的狀態捏造出影像，有時候會看到可怕的夢境。只要避免 TIPS 60 提到的 4 個 NG 行動，就可以減少鬼壓床的情況。

快速動眼睡眠中出現 α 波，夢境就會很清晰

　　快速動眼睡眠時，腦波出現 α 波，支撐身體的抗重力肌便會脫力，在身體無法動彈的狀態下夢見清楚的夢。快速動眼睡眠時，心跳和呼吸加速，自律神經就會亢奮。鬼壓床經常發生在大腦急速發達的青春期，20 歲後就很少遇到了。

　　不過睡眠節律不規律的話，即使年過 25，也會經常遇到鬼壓床。比方說白天會小睡的人，但小睡時間不規律，有時是上午，有時中午或傍晚，睡眠摻雜在應該清醒的時段裡。

　　如果睡眠和清醒的時段沒有明確區分，有時就連小睡時都容易遇到鬼壓床。同樣地，在入睡前做出會讓大腦清醒的行動，或是明明睏得要命，卻賴在床上看影片，看到撐不住而睡著。這類行為就容易在快速動眼睡眠時，遇到鬼壓床。

解決「半夜突然驚醒」的
16 個熟睡對策

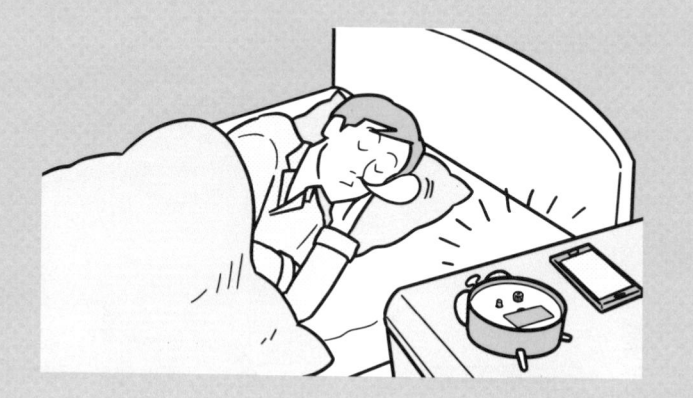

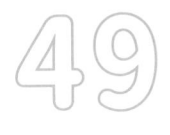

49 晚上把鬧鐘蓋起來

每天都會在凌晨 2 點 30 分醒來……

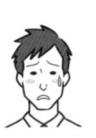

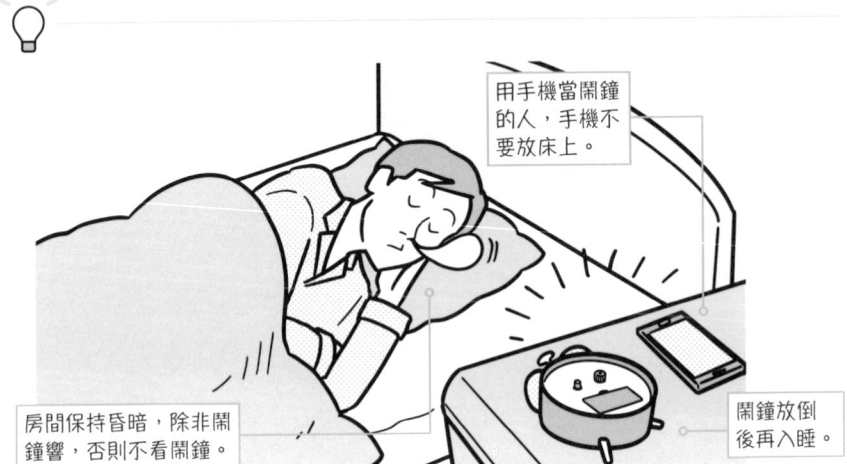

用手機當鬧鐘的人，手機不要放床上。

房間保持昏暗，除非鬧鐘響，否則不看鬧鐘。

鬧鐘放倒後再入睡。

ADVICE

越在意時鐘，
越容易在同一個時間醒來

即使半夜醒來，也不要看時間。用手機當鬧鐘的話，手機不要放床上，醒來時如果房間還是暗的，或是鬧鈴還沒響，就不要拿起來看。如果睡到一半醒來，就說出來「我要在○點起床」，或是在心中默念也可以，這樣就不容易睡到一半醒來了。

> **理論解說**
>
> 可以幫助人體從睡眠中清醒的促腎上腺皮質素（Adrenocorticotropic hormone，ACTH）和皮質醇，會在想要起床的 3 小時前開始提高分泌量，所以越是在半夜看時間，越容易在相同的時間醒來。所以想起床的時間說出來或是在心中默念，就能讓 ACTH 和皮質醇正常運作。

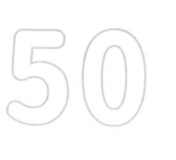
50 檢查半夜醒來的清醒程度

容易睡到半夜就醒來，我的睡眠品質一定不好。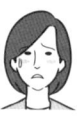

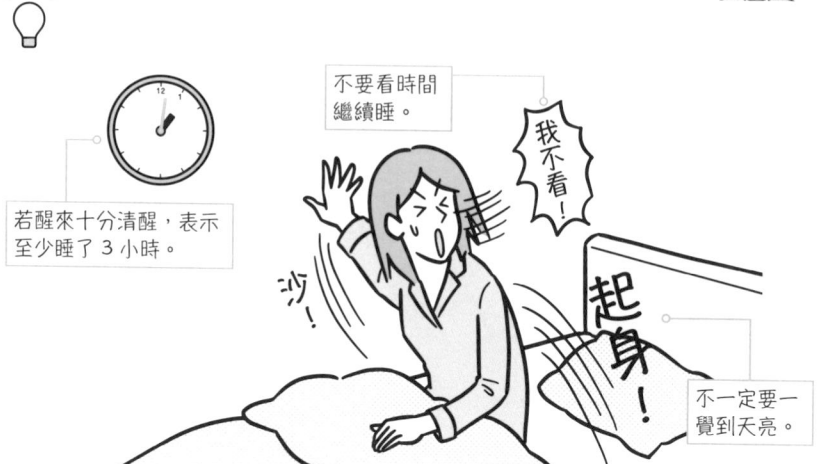

若醒來十分清醒，表示至少睡了 3 小時。

不要看時間繼續睡。

我不看！

沙！

起身！

不一定要一覺到天亮。

ADVICE

用清醒程度判斷睡眠好壞

　　若能一覺到天亮，中間都沒醒，滿意度當然高，但並不是說半夜醒來就一定睡不好。只要醒來時感覺神清氣爽，就表示至少連續睡了 3 小時以上。即使半夜醒來，一開始的 3 小時也都在睡夢中，接下來的 30 分鐘內又再次入睡的話，在醫學上就不算太嚴重的問題。不要看時鐘，再次入睡吧。

理論解說

　　在深眠的慢波睡眠（Slow-wave sleep）中，人不會醒來。只要達到慢波睡眠，頭腦和身體就能得到休息。慢波睡眠集中在剛入睡後的 3 小時，所以與其一直想著要達到正確的睡眠，實際感受到精神體力得到休息更重要。

第4章　解決「半夜突然驚醒」的16個熟睡對策

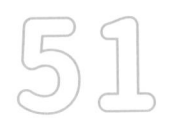
TIPS

51 躺回床上超過 30 分鐘 還是睡不著，就下床

半夜醒來後，就再也睡不著了。

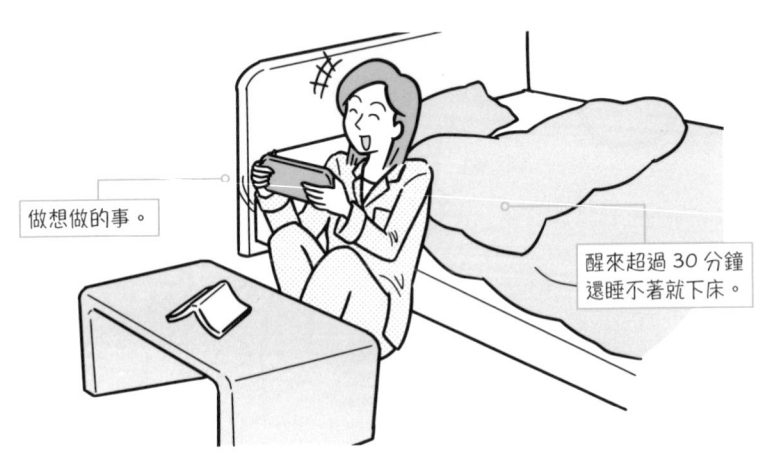

做想做的事。

醒來超過 30 分鐘
還睡不著就下床。

ADVICE

不能讓大腦記住床是睡不著的地方！

　　醒來後想重新入睡，但是過了 30 分鐘還睡不著，就會開始焦慮。這時就毅然決然下床吧！如果想滑手機、看電視或開燈，就不要忍耐。當作得到多出來的時間，做喜歡的事吧。最重要的是增加愉悅時光。

理論解說

　　醒來後難以再次入睡，躺在床上輾轉反側，大腦就會把床記憶成想事情的地方。不光是入睡，半夜醒來後的再次入睡，也能提高睡眠效率。在體溫最低的黎明時分，很容易感覺到睡意，開始打瞌睡。

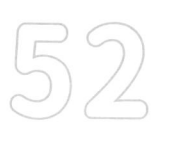
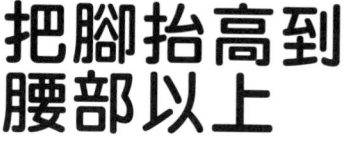
52 把腳抬高到腰部以上

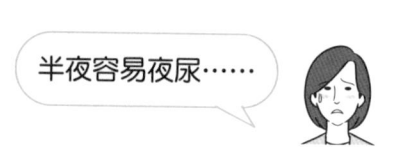

半夜容易夜尿……

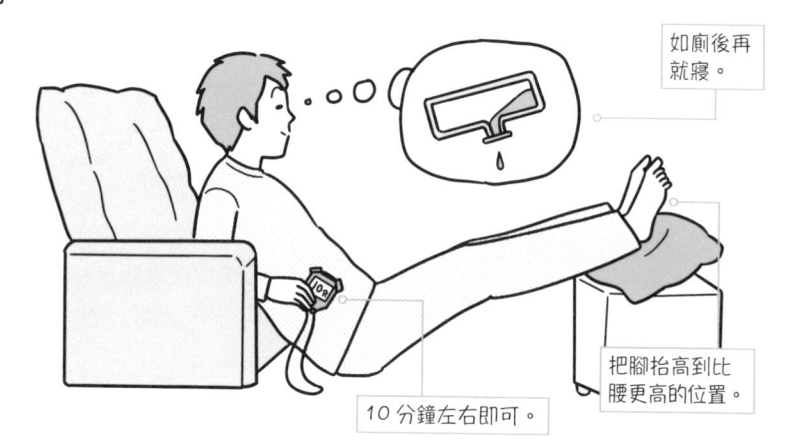

如廁後再就寢。

把腳抬高到比腰更高的位置。

10 分鐘左右即可。

ADVICE

把水分集中到核心後，先去上廁所

　　利用睡前放鬆的時間，把腳抬高到比腰更高的位置。只要 10 分鐘，就寢前先去如廁。半夜會起來上廁所，表示下肢容易水腫。重要的是幫助體內水分循環後排出。

> **理論解說**
>
> 　　受重力影響，體內水分會集中在小腿。在這種狀態躺下來睡覺，水分就會在睡眠時移動到身體中心，半夜就會想尿尿。只要減輕水分累積在小腿的狀況，就可以避免夜尿。試著在睡前將水分聚集在核心後去上廁所，就可以避免半夜起床上廁所了。

第 4 章　解決「半夜突然驚醒」的 16 個熟睡對策

TIPS

53 睡前溫暖骶骨

天氣一冷就會醒來上廁所……

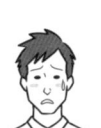

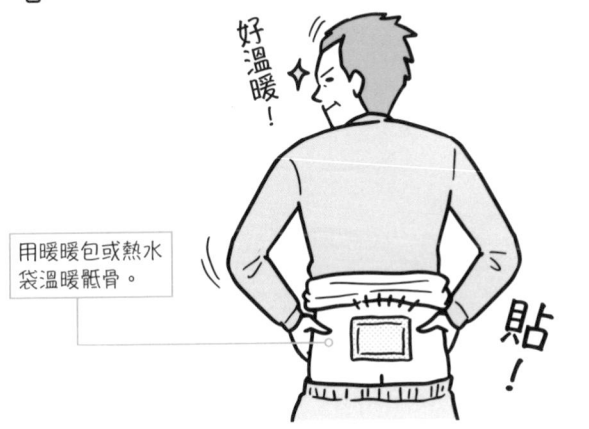

好溫暖！

用暖暖包或熱水袋溫暖骶骨。

貼！

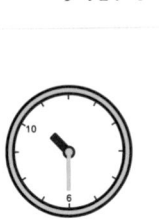

以睡前 15 ～ 30 分鐘為基準。

ADVICE
就寢前鎮定腎臟功能！

以睡前 15 ～ 30 分鐘為基準，用暖暖包或熱水袋溫暖骶骨。腰部和臀部周邊突出的骨頭就是骶骨。在椅子或沙發坐下的位置放暖暖包，或是在床上放熱水袋來加溫也可以。不過睡眠期間身體必須散熱，所以要避免用電熱毯維持溫度。

理論解說

氣溫下降，腎動脈交感神經變得活躍，在夜間製造過多的尿液，就容易在半夜醒來。溫熱副交感神經節所在的骶骨，可以提高副交感神經的機能。反之，降低交感神經活動，便能預防腎臟過度製造尿液。

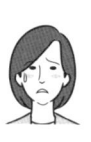

54 增加白天上廁所次數

白天很少上廁所，都集中在晚上。

白天在固定時間上廁所。

廁所時間到！

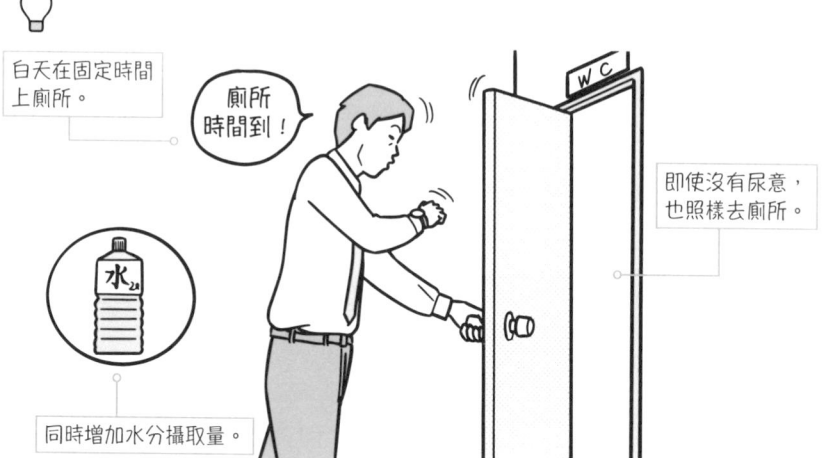

即使沒有尿意，也照樣去廁所。

同時增加水分攝取量。

ADVICE

告訴身體排尿的節律！

　　為了增加白天上廁所的次數，即使沒有尿意，也要增加去廁所的次數。要在假日執行也可以。有時候只要去廁所就會想排尿，所以可以在白天刻意增加排尿的次數和頻率，還要多喝水，取得水分補充和排尿的平衡。

理論解說

　　排尿是有定額的，白天無法排出的尿液，會累積在夜間排出。如此一來，身體就會習慣在夜間排尿。白天的排尿次數減少，水分攝取量也會跟著減少，導致脫水疲勞。成人的水分攝取量標準是1天2公升。

第4章　解決「半夜突然驚醒」的16個熟睡對策

55 進行數位排毒

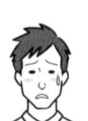

偏偏半夜就會想上廁所……

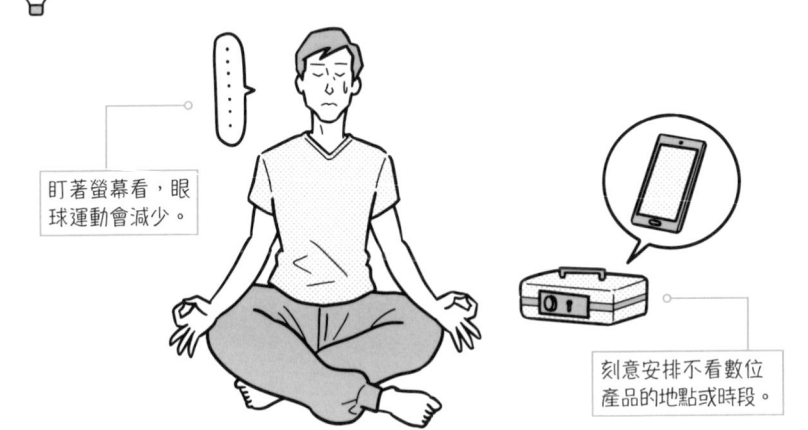

盯著螢幕看，眼球運動會減少。

刻意安排不看數位產品的地點或時段。

ADVICE

眼球運動減少，
就會感覺不到尿意

　　一直盯著螢幕看，就很難察覺到尿意，導致白天排尿的次數減少，累積到夜間才排尿。這時可以試著進行數位排毒。決定好不碰數位產品的地點或時段，會更容易執行。首先從假日執行 1 小時做起，徹底遠離螢幕或平板吧！

理論解說

　　治療頻尿時，會使用抑制乙醯膽鹼的抗膽鹼劑。眼球運動增加，乙醯膽鹼就會增加。像是去書店看到眼花繚亂的各種書籍，就容易產生尿意。相反地，一直盯著數位產品看，乙醯膽鹼就會減少，不容易感到尿意。

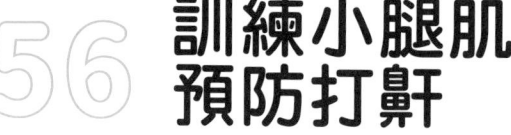

56 訓練小腿肌肉，預防打鼾

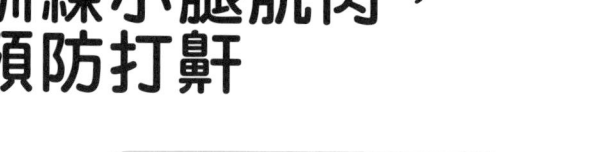

有時候會被自己的鼾聲嚇醒⋯⋯

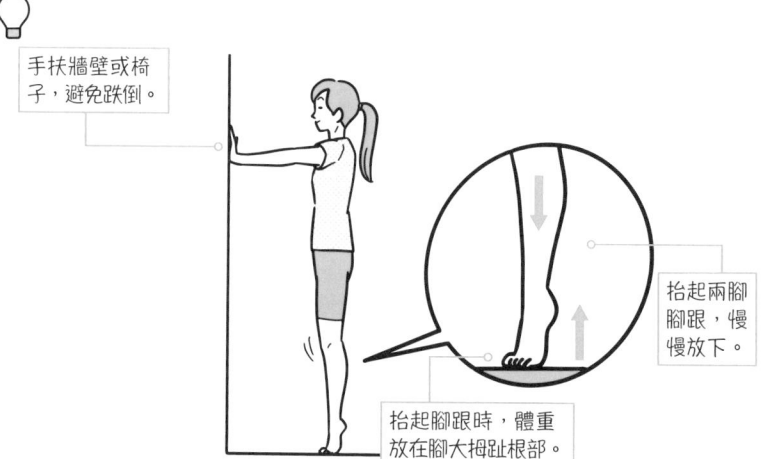

手扶牆壁或椅子，避免跌倒。

抬起兩腳腳跟，慢慢放下。

抬起腳跟時，體重放在腳大拇趾根部。

ADVICE

透過肌肉收縮，加強體內水分循環

不管是早晨或夜晚，工作中也可以，1 天進行 20 次踮腳尖運動。使用到小腿肌肉，加強體內水分循環，可預防夜間呼吸停止。覺得下肢水腫的人，可以多做這項運動。手扶在牆壁或椅子上，避免跌倒，體重平均放在雙腳拇趾根部，抬高腳跟後再放下。

理論解說

有個體液移動假說認為，因重力而累積在下肢的水分，躺下來後就會在體內移動，在睡眠期間造成脖子變粗，引發打鼾。肌肉具有透過收縮和放鬆來推動體內水分的功能，小腿肌肉在抵抗重力，讓水分在體內循環中扮演重要角色。

57 訓練翻身肌

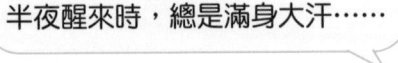

半夜醒來時，總是滿身大汗……

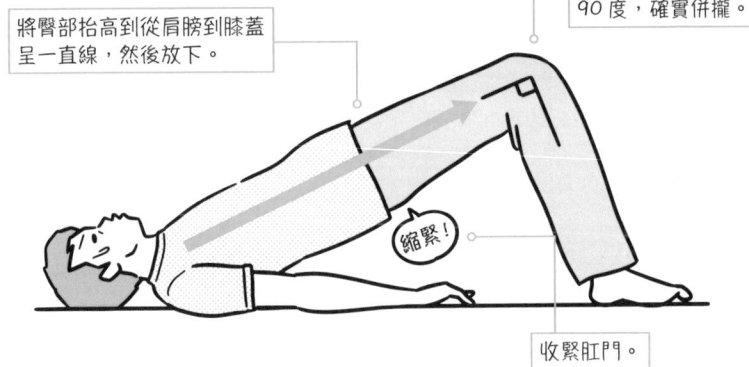

將臀部抬高到從肩膀到膝蓋呈一直線，然後放下。

仰躺，雙膝彎曲呈 90 度，確實併攏。

縮緊！

收緊肛門。

ADVICE
俐落翻身，加速散熱

　　沒辦法俐落翻身，睡覺時流的汗就不容易蒸散，會讓人半夜熱醒。這種情況可以進行抬臀運動，訓練翻身肌。仰躺之後，雙膝彎曲成 90 度。雙膝併攏，收緊肛門。慢慢抬起臀部，讓肩膀到膝蓋呈一直線，再慢慢放下。1 天 5 次。

理論解說

　　翻身可以讓被窩裡、身體和睡衣之間的空氣換氣散熱，降低深層體溫。人在一個晚上的睡眠中，大約會翻身 20 次。翻身動作是抬起身體，原地翻轉，因此抬起身體的臀部肌肉，扮演重要的角色。

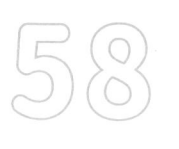

TIPS

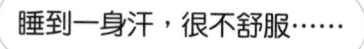

檢查睡眠時的 汗水黏度

睡到一身汗，很不舒服……

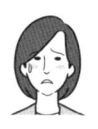

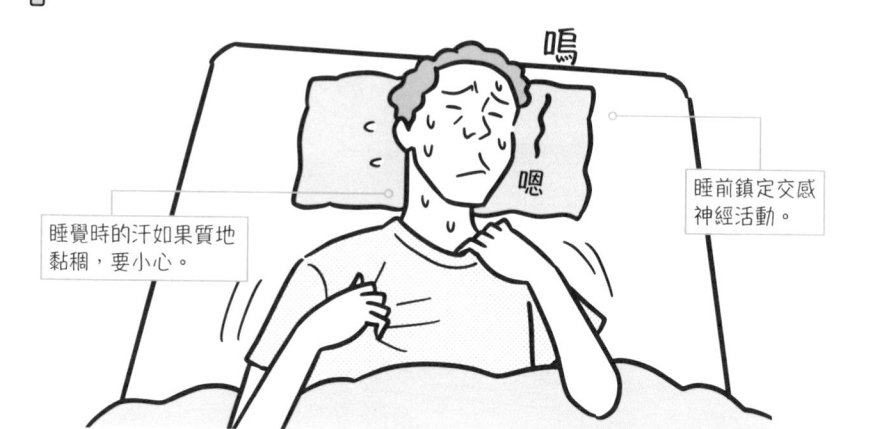

嗚

嗯

睡前鎮定交感神經活動。

睡覺時的汗如果質地黏稠，要小心。

ADVICE

黏答答的汗，
是睡眠品質不良的信號

　　如果睡覺時會流很多汗，請檢查一下汗水的黏度。如果睡眠品質好，副交感神經的作用會讓汗水含有許多酵素，因此質地是清澈的。但如果交感神經亢奮，睡眠品質不佳，汗水就會變得黏稠。就寢前避免盯著數位產品，房內照明調暗，溫暖頸部和骶骨等，努力降低交感神經的活動。

理論解說

　　交感神經亢奮時，唾液和汗水會帶有黏液素，質地會變得黏黏的。黏液素具有保護黏膜，調整腸胃狀況的功用。黏性食物中含有許多黏液素，多多攝取，可以預防夏季身體不適。

第 4 章　解決「半夜突然驚醒」的 16 個熟睡對策

121

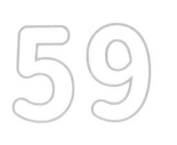

59 喝酒前先喝水

晚上想喝一杯，有什麼好方法嗎？

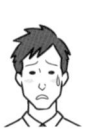

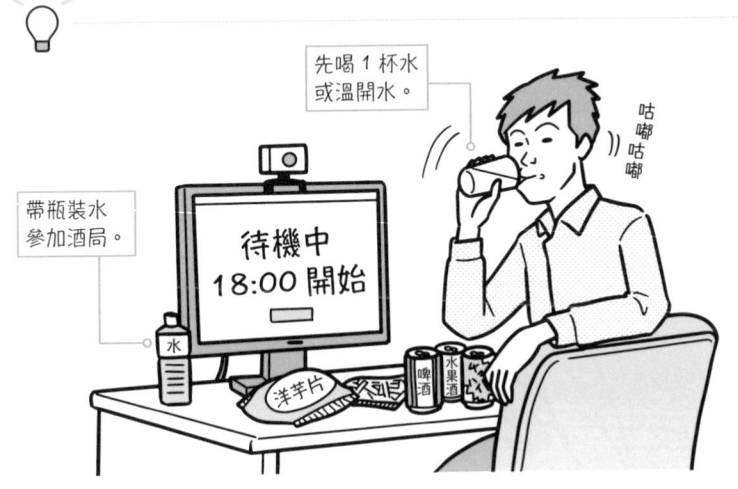

先喝 1 杯水或溫開水。

帶瓶裝水參加酒局。

待機中
18:00 開始

水　洋芋片　啤酒　水果酒

咕嘟咕嘟

ADVICE

預先補充流失的水分！

喝酒後會情緒亢奮，但 3 小時後就會開始睏倦。所以如果在睡前喝酒助眠，就會因為酒精的利尿作用而脫水，發生強烈的清醒作用，結果就是睡到一半醒過來，或是睡眠品質很差。為了預防入睡後脫水的情形，喝酒前可以先喝 1 杯溫開水或冷水。理想是預先補充與酒精等量的水分。

理論解說

酒精會刺激讓大腦清醒的多巴胺和麩胺酸分泌，但同時也會活化能抑制神經的 GABA，而讓人想睡。酒精雖然有催眠效果，卻也會引發睡眠障礙。同時因為利尿造成脫水，更容易加強酒精反應。

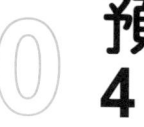

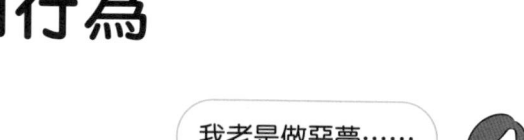

TIPS

60 預防做惡夢的 4 個行為

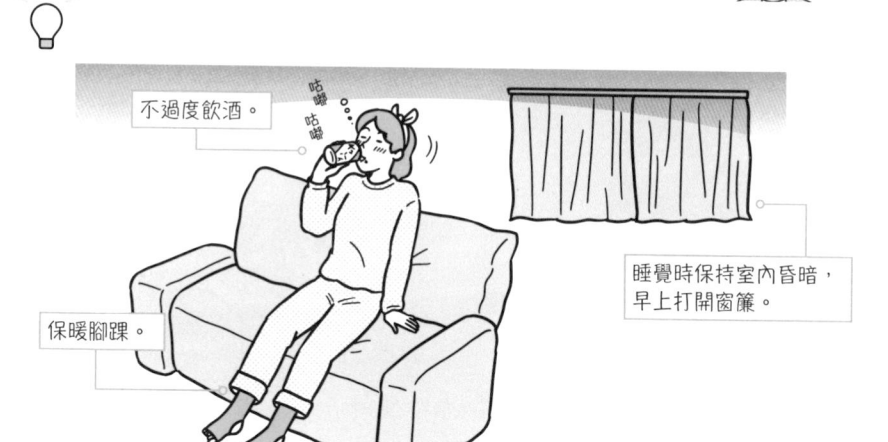

我老是做惡夢……

不過度飲酒。

睡覺時保持室內昏暗，早上打開窗簾。

保暖腳踝。

ADVICE

避免會防礙睡眠的要素

醫學上做惡夢是心跳或呼吸加速，流汗尖叫嚇醒的現象。如果在快醒的時候做惡夢，那並非睡眠障礙所引起。導致時常做惡夢的 4 種日常行為，請一定要避開。開燈睡覺、早上不拉開窗簾，在暗暗的房間裡睡回籠覺、腳踝冰冷和過度飲酒。

理論解說

其實人在睡眠過程中會不停做夢，即使醒來後我們不記得。非快速動眼睡眠接近想事情的狀態，而快速動眼睡眠中，神經會連接杏仁體，因此會伴隨著害怕等感情。一般來說，快速動眼期集中在睡眠的後半段，如果在妨礙睡眠的環境中入睡，快速動眼期就會出現在不恰當的時機。

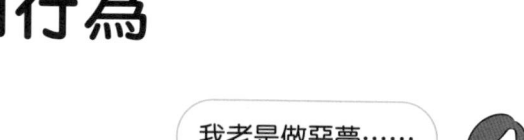

第4章 解決「半夜突然驚醒」的16個熟睡對策

61 預防腦中響起爆炸聲

睡著後會聽見「砰」的巨響而被嚇醒。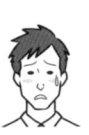

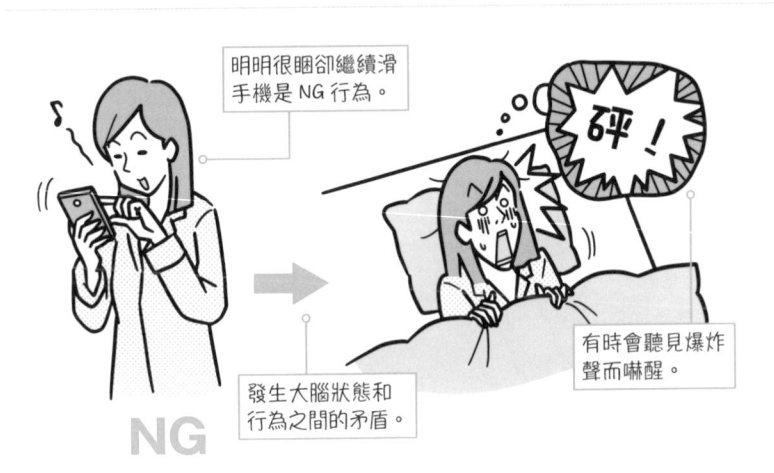

明明很睏卻繼續滑手機是 NG 行為。

砰！

發生大腦狀態和行為之間的矛盾。

NG

有時會聽見爆炸聲而嚇醒。

ADVICE

改變施加在大腦的重力方向

有一種現象叫做爆炸頭症候群（Exploding head syndrome），會在快睡著或快醒來的時候，腦中聽見爆炸聲。目前原因不明，大多發生在當腦和身體準備進入休息狀態時，出現阻礙睡眠的行為。比方說，服用安眠藥又攝取了咖啡因、剛入睡身體準備散熱時卻著涼了等等。

理論解說

爆炸頭症候群的病例報告不多，但有經驗的人似乎不少。如果同時服用安眠藥和咖啡因，咖啡因就會抑制激發腺苷、促進 GABA 分泌的安眠藥的效果。有研究認為這是因為大腦整體無法協調睡眠作業時，就會發生爆炸頭症候群。

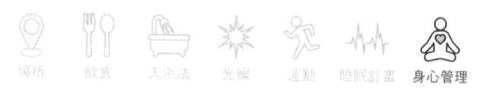

62 以前傾側臥位入睡，改善打鼾

有時候會被自己的鼾聲吵醒……

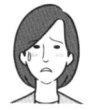

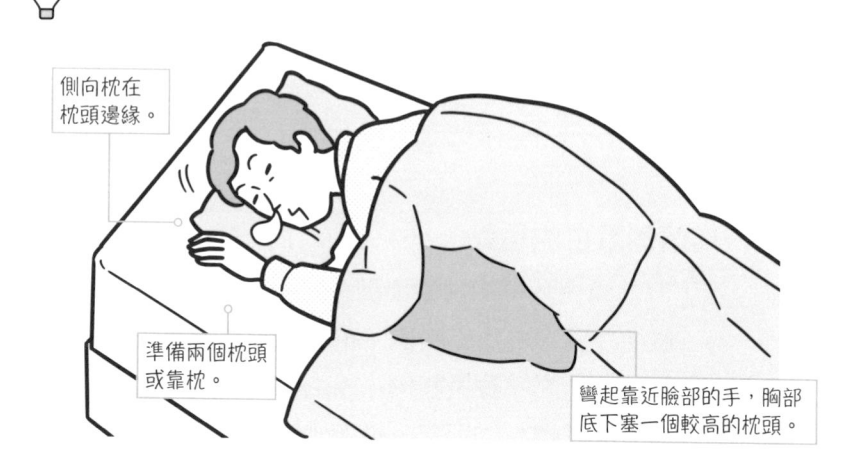

側向枕在枕頭邊緣。

準備兩個枕頭或靠枕。

彎起靠近臉部的手，胸部底下塞一個較高的枕頭。

ADVICE

利用重力，確保呼吸！

準備 2 個枕頭或靠枕，趴著側向把頭枕在第一個枕頭的邊緣。彎曲臉側的手，另一手貼著身體。手部彎曲那一側的胸口下方塞進第 2 個枕頭。稍微墊高胸下的枕頭，形成身體蜷曲的姿勢。以這個姿勢入睡，約 30 分鐘就會自己翻身，醒來時是仰躺也沒關係。持續 4 天以上。

理論解說

側向前屈的姿勢，叫做前傾側臥位。這是順從重力的姿勢，喉嚨和舌頭的肌肉會往前移動，呼吸道會張開。由於背部活動不會受到限制，因此肋骨會向後擴展，自

第 4 章 解決「半夜突然驚醒」的 16 個熟睡對策

然轉換成腹式呼吸。只要能抑制剛入睡時的打鼾，就能確保睡眠品質。

肋骨共有 12 對，上部肋骨與下部肋骨在呼吸時的角色不同。與呼吸有關的是第 2～10 對的肋骨。上部 2～3 對的肋骨，吸氣時胸口會膨脹，進行胸式呼吸。下部第 4～10 對的肋骨，會往身體側邊和背部擴張，進行腹式呼吸。

呼吸肌肉是自動運作，但可以刻意改變呼吸方式。嗆咳而感到呼吸困難時，我們都可以按住胸口做深呼吸。只要限制上部肋骨隆起的動作，就可以促進下部肋骨的活動，誘導身體轉換為腹式呼吸。相較於胸式呼吸，腹式呼吸的秒數更長，隨著呼吸次數減少，心跳數也跟著下降。

睡前用腹式呼吸，身體就會進入低代謝狀態，進入深眠。由於深眠期間不容易打鼾，所以讓身體變得深沉綿長的腹式呼吸姿勢，有助於減少打鼾狀況。

有睡眠呼吸中止症的人，醫生通常會建議減重。因為喉嚨深處有脂肪堆積，呼吸道就會變窄，容易堵塞。不過有睡眠呼吸中止症的人，其實不容易瘦下來。只要入睡時轉為腹式呼吸，進入深眠，能促進生長荷爾蒙分泌，容易變瘦。

＼想知道更多／

正確執行前傾側臥位的重點

進一步了解前傾側臥位的正確姿勢。會用到 2 個枕頭，一個枕在頭部，另一個枕在胸下，重點是**胸下的枕頭要更高一些**。說到臥姿，很多人會想到頭抬高，身體後仰。不過前傾側臥位胸下的枕頭要更高一些，形成身體蜷起的姿勢。就像是隨著重力，身體軟綿垂下的感覺。

採用前傾側臥位時，在剛入睡時會流口水。那是因為睡前副交感神經變得活躍，含有酵素的唾液增加，質地變得清澈，因此嘴巴朝下，就會流口水。口水含有細菌，比起含在口腔裡，排出來更好。在嘴邊塞一條毛巾接口水。久而久之，便不會再流口水了。

境所　飲夜　入浴法　光線　運動　睡眠計畫　**身心管理**

63 放心入睡就能消除午睡時的身體抽搐

午睡時身體會突然抽搐，很丟臉。

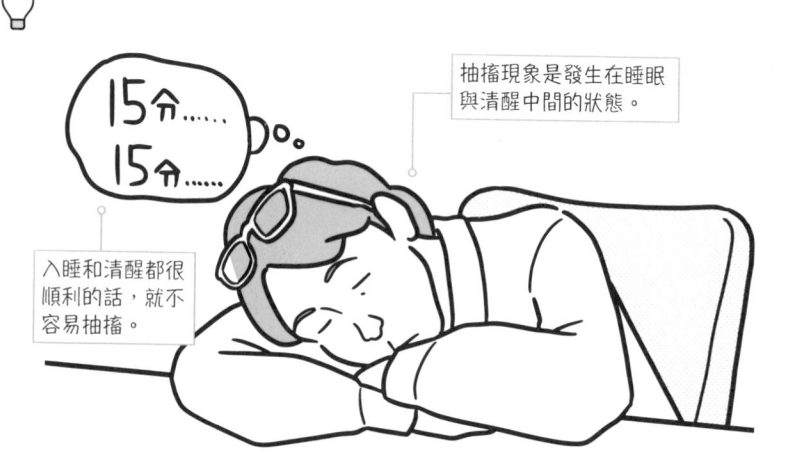

抽搐現象是發生在睡眠與清醒中間的狀態。

15分……
15分……

入睡和清醒都很順利的話，就不容易抽搐。

第4章　解決「半夜突然驚醒」的16個熟睡對策

ADVICE

身體醒不來就會抽搐

　　睡午覺時如果身體突然一陣抽搐，就會發出聲響。這是生理性肌躍症（Myoclonus）現象，當我們閉上眼睛，腦波從 α 波轉移到 θ 波時，如果要花很久時間才能睡著和醒來，昏昏沉沉的時間較久，就容易出現這種狀況。這對身體並不會造成危害，不過若是能平順睡著並醒來，就不會在辦公室裡丟臉了。

理論解說

　　肌躍症是主動肌與拮抗肌同時收縮的現象。彎曲手肘時，彎肘的肌肉是上臂內側的疙瘩（主動肌），伸展的肌肉是上臂外側（拮抗肌），如果這兩者同時收縮，就會引發抽搐。進入睡眠狀態的肌肉在放鬆時，有時會發生肌躍症現象。

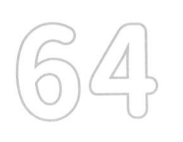

64

仔細咀嚼下酒菜，預防酒後打鼾

喝酒聚餐後，打鼾特別嚴重。

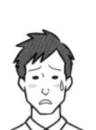

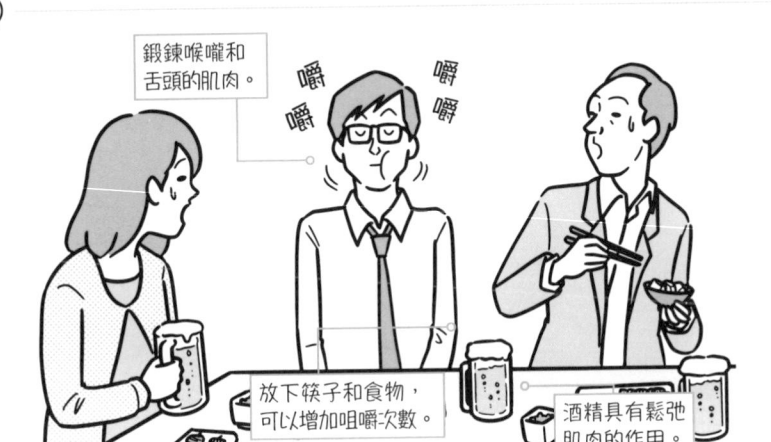

鍛鍊喉嚨和舌頭的肌肉。

嚼　嚼　嚼　嚼

放下筷子和食物，可以增加咀嚼次數。

酒精具有鬆弛肌肉的作用。

ADVICE

喝酒時要仔細咀嚼下酒菜！

飲酒過度，全身肌肉會放鬆，造成睡眠時打鼾。酒精會讓肌肉鬆弛，下巴周圍的肌肉特別容易受影響，所以一喝醉就容易口齒不清。下巴周圍的肌肉鬆弛，喉嚨就會被堵住，引發打鼾。此時如果能讓血清素增加，打鼾就容易被抑制，充分地咀嚼就能增加血清素分泌。

理論解說

酒精會讓支撐身體的抗重力肌肉放鬆。下巴周圍的肌肉隨時都在發揮強大的抗重力作用，因此下巴周圍的肌肉一放鬆，肌肉就會隨著重力往下掉，堵住呼吸道。為了養成平時就充分咀嚼食物的習慣，用餐時放下筷子專心咀嚼很重要。

睡眠階段的年齡變化

睡得好比睡得久更重要

有些病患會說「我想要像年輕時睡得香甜」，但年輕人可以睡得久，是因為身心還不成熟。邁入高齡後卻想追求年輕時的睡眠品質，只會降低睡眠滿意度。隨著年齡增長，人不再需要長時間的睡眠，所以不要被睡眠長度限制，而是確認起床 4 小時後的睡意。重要的是，白天能精神飽滿去做想做的事。打造適合現齡的睡眠長度吧。

年齡漸長，睡眠長度變短的原因

隨著年齡增長，睡眠時間變短的原因有兩個。首先是基礎代謝降低，變得難以維持長時間的睡眠。其次與睡眠時進行的資訊處理有關，**隨著人生經驗的累積，夜間的情報處理量提升，自然不需要長時間睡眠**。

步入老年後，固定睡眠節律的力量會變弱，經常發生早早就覺得睏，天還沒亮就醒來的現象。這也代表更容易調整睡眠節律。我曾聽長輩說值夜班變得很輕鬆，可以在想要的時間醒來。只要現有的生活模式和睡眠長度可以互相配合，睡眠滿意度就會提升。

解決「白天想睡覺」的
16 個擊退睡意對策

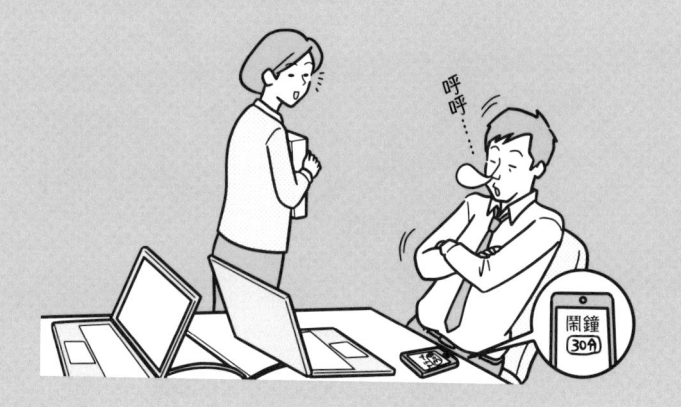

TIPS

65 先判斷是睡眠量不足
還是睡眠品質不佳

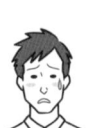

老是昏昏欲睡……

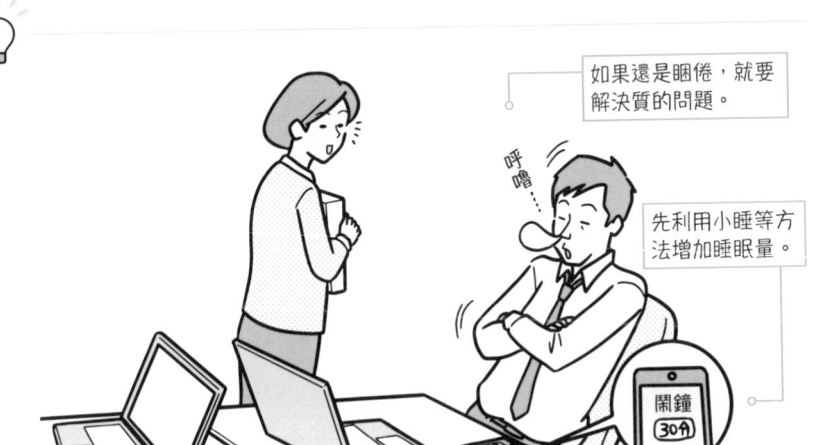

如果還是睏倦，就要
解決質的問題。

呼嚕……

先利用小睡等方
法增加睡眠量。

鬧鐘
30分

ADVICE
先檢查睡眠量是否足夠

　　連假期間連續幾天都很早睡，只要睡眠量充足，隔週就不那麼睏倦。那麼我們就可以判斷，白天的睡意是因為睡眠量不足。這種情況，可以透過本章接下來會介紹的方法解決。

　　但是如果睡了很久，白天還想睡的話，那就是睡眠品質的問題了。請利用TIPS 20 或 23 的方法，提升睡眠品質。

理論解說

　　要減輕白天的睡意，必須先整清是量還是質的問題。先確認量不足的可能性，如果睡眠量增加後，依然不見改善，那就可以判定是睡眠品質不佳了。

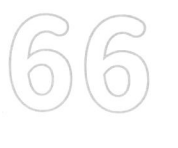
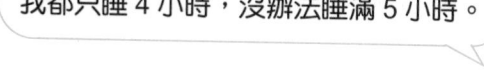
66 增加累積睡眠量

我都只睡 4 小時，沒辦法睡滿 5 小時。

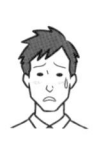

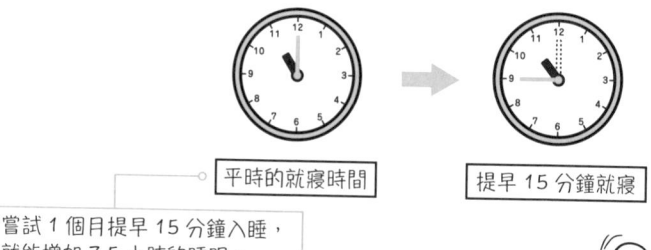

平時的就寢時間

提早 15 分鐘就寢

如果不到 8 分鐘就睡著，代表有慢性睡眠不足的問題。

嘗試 1 個月提早 15 分鐘入睡，就能增加 7.5 小時的睡眠。

ADVICE

睡眠時間不必以 1 小時為單位增加

　　睡眠時間不必以小時為單位思考，要重視 1 星期或 1 個月的總體累積量。如果躺下後不到 8 分鐘就睡著，代表有慢性睡眠不足的問題。每天提前幾分鐘也好，只要能早點睡，就能增加累積睡眠量。持續 1 個月每天早睡 15 分鐘，就能多睡 7.5 小時。不必在意就寢時間，而該注意固定起床的時間，試著早睡看看吧。

> **理論解說**
>
> 　　從閉上眼睛到大腦睡著，大約需要 10 分鐘，而且會有一段半睡半醒的時間。但是如果你一閉上眼睛就像昏迷般睡著，就代表睡眠不足。所以等到累積睡眠量充足後，就會變成就寢前先打盹，全身放鬆，最後才舒服地睡著。

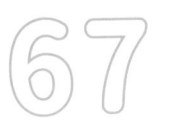

TIPS

67

提前 30 分鐘
吃晚餐

晚上總是兵荒馬亂，很晚才能上床睡覺⋯⋯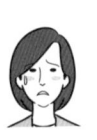

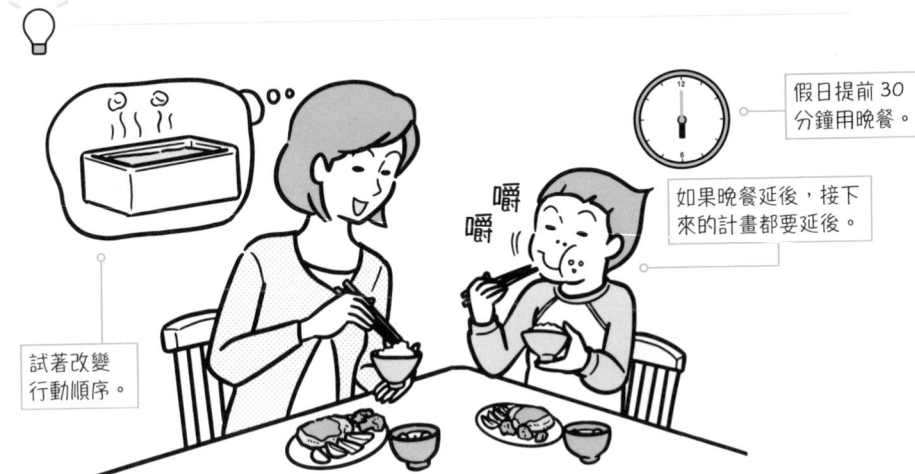

假日提前 30 分鐘用晚餐。

如果晚餐延後，接下來的計畫都要延後。

嚼嚼

試著改變行動順序。

ADVICE

太晚吃晚飯或洗澡，
就沒辦法早睡

晚上的行動順序是固定的，晚餐後做的事，不會提前到晚餐前來做。如果晚餐很晚才吃，接下來的計畫也會全部延後，因此沒辦法早睡。所以最重要的是找到晚上的行為準則是吃晚飯還是洗澡，然後假日時把這個行為提前 30 分鐘做，平日也可以安排幾天提前做。

理論解說

人容易以為每一天都是根據自己的意志和選擇在行動，實際上絕大多數的行為模式，都是由大腦基底核的紋狀體決定。要改變已經模式化的行為本身，需要耗費許多的能量，但如果只是改變順序，就不必消耗太多能量。要改變習慣，先從改變順序做起，這就是成功的祕訣。

晚餐時間延後，是睡眠節律崩壞的徵兆

我在診所會協助因精神困擾而暫離職場的病患改善睡眠狀況。睡眠並不是回到正軌就沒事，預防復發也非常重要。

復發危險性升高前有個最明顯的徵兆，那就是晚餐時間延後。 在睡眠剛獲得改善的初期，會想辦法確保足夠的睡眠時間，但是當生活變得忙碌，就不可能整天都想著睡眠的事。

剛回歸職場時能正常工作，過了 1 個月後，就開始因為加班或假日外出，很晚才用晚餐。晚餐時間一旦延後，接下來的行為也會跟著延後，導致晚睡，或當天睡眠不足。

晚餐很晚吃的行為會在大腦留下記憶，漸漸地大腦就會烙下「這種模式也可行的」印象。所以忙到沒辦法在 12 點前就寢的人，很多時候連假日或提早下班回家的日子，也會很晚才吃晚餐。

只要留意這一點，就能避免睡眠不足慢性化。**有餘裕的話，可以大幅提早晚餐時間也沒關係**，如此就會覺得夜晚的時間變長。

理論解說

習慣是由大腦基底核的紋狀體構成，我們可以利用後設認知巧妙運用紋狀體。目標是讓大腦體驗理想生活，打造既成事實，讓行為模式化。例如，吃晚餐、洗澡或是化妝。

當工作忙碌沒時間，或生活變得越來越邋遢散漫時，可以試著改變行為順序看看。比方說，先化妝再吃早餐、回家後第一件事先洗澡、晚餐提早到 17 點吃，讓大腦體驗到跟平常不一樣的行為模式，進而改變習慣吧。

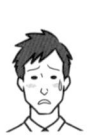
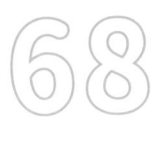

TIPS

68 就寢前絕不睡覺

回家後就會坐在電視前睡著。

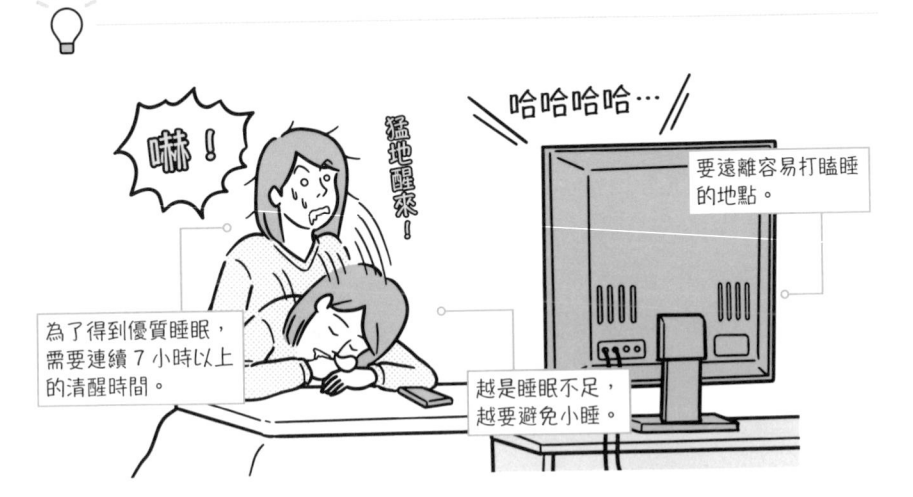

嚇！

猛地醒來！

哈哈哈哈…

要遠離容易打瞌睡的地點。

為了得到優質睡眠，需要連續 7 小時以上的清醒時間。

越是睡眠不足，越要避免小睡。

ADVICE
睡前要保持超過 7 小時的清醒

　　如果養成睡前小睡片刻的習慣，就會失去睡意，即使睡了很久，白天也還是覺得睡不飽。受到大腦基底核習慣化的影響，打盹的地點都是固定的，因此不覺得疲累的日子或假日，要避免待在該處。把白天充分累積的睡意，一口氣在床上釋放，隔天早晨就會神清氣爽，白天的睏倦也會減少。

> 理論解說
>
> 　要確保最基本的睡眠品質，就必須在入睡前連續清醒 7 小時以上。睡眠不足的日子，睡意會更濃，正是夜晚深眠的好機會。

69 立起頭部小睡

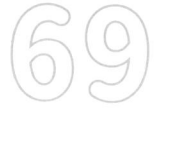

下午一定會昏昏欲睡……

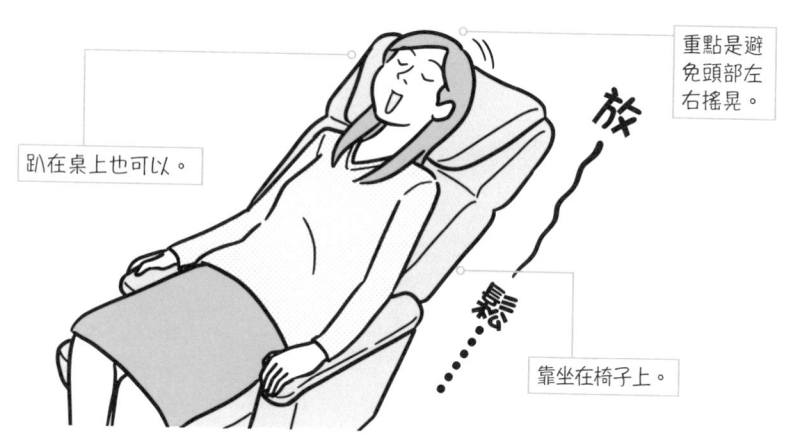

趴在桌上也可以。

重點是避免頭部左右搖晃。

放

靠坐在椅子上。

ADVICE

坐著小睡，醒來後神清氣爽

進行消除睡意的計畫小睡（參考P.36）時，要避免整個人躺平。在頭部晃動的狀態下小睡，腦波會被打亂，請利用頸枕或靠在牆上固定頭部。如果介意其他人的目光，也可以趴在桌上小睡。午睡容易睡過頭的人，只要改成坐著小睡，就能在 30 分鐘內醒過來。

理論解說

當頭部和地面垂直的狀態入睡，就只能進入 4 階段睡眠深度的第 2 階段。可以把第 3、4 階段的深眠 δ 波留給晚間的睡眠。研究證實，小睡結束時頭部呈直立狀態，更容易清醒。

70

想徹底消除疲勞，就完全躺平

整個人累壞了，想在短時間內確實休息

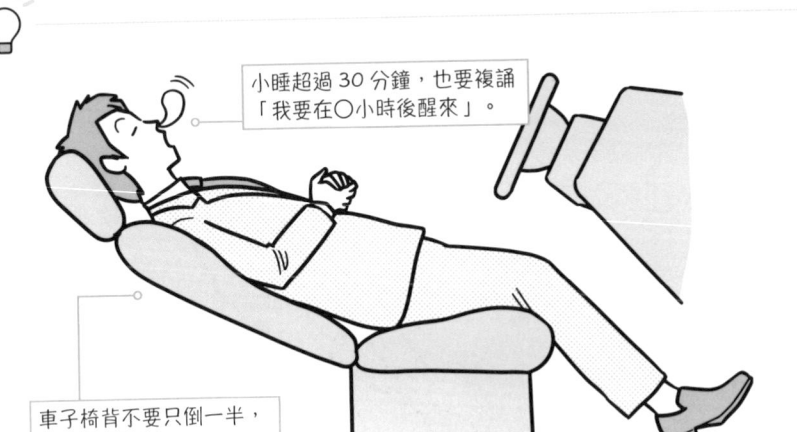

小睡超過 30 分鐘，也要複誦「我要在〇小時後醒來」。

車子椅背不要只倒一半，而是整個放平。

ADVICE

躺平睡才能快速充電

　　因為值班所以晚上無法睡覺，而白天想要補眠時，不要斜靠在椅背上睡，而是完全躺平。小睡超過 30 分鐘時，要利用自我覺醒法，複誦預定醒來的時間。運動員會在練習後小睡，提升恢復效率，或是必須夜間開車的駕駛也會把車停在路邊，躺平後補眠。

理論解說

　　晚間無法獲得充足睡眠時，要利用白天小睡，暫時補足慢波睡眠。若頭部直立承受到重力，就很難進入慢波睡眠，因此要盡量讓頭部與地面呈水平，縮短入睡到進入慢波睡眠的時間。

TIPS

71 分析感到睡意的時段

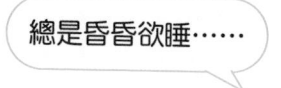

總是昏昏欲睡……

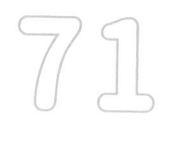

把 1 天分成上午、下午、傍晚和晚間 4 個時段。

一整天只有午後想睡，代表生理時鐘已經調整好了。

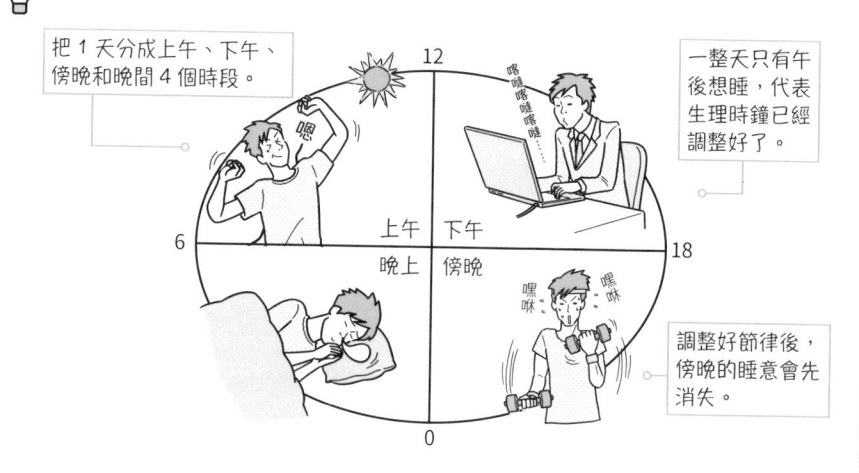

調整好節律後，傍晚的睡意會先消失。

ADVICE

睡意只出現在下午和晚間是最完美的

　　把 1 天的時間劃分為上午、下午、傍晚和夜晚 4 個時段，老是昏昏欲睡的人，很多時候只有晚上沒有睡意。讓大腦接收晨光，提前計畫小睡，傍晚進行肌力訓練，調整好節律後，傍晚的睡意會先消失。接著是上午的睡意消失，只有午後才想睡，這代表睡眠—清醒節律已經調整好了。

理論解說

　　睡眠—清醒節律容易往後偏移，但深層體溫節律卻不容易移動。當體溫最高的起床 11 小時後，和感到睡意的起床 8 小時後的節律重疊在一起，深層體溫的高低差就會縮短，讓人昏昏欲睡。這稱為體內同步化失調（Internal desynchronization），會影響健康狀況。

第 5 章 解決「白天想睡覺」的 16 個擊退睡意對策

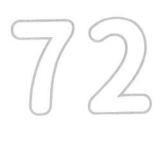

TIPS

72

戒掉咖啡因，
預防磨牙

明明應該睡飽了，白天還是想睡……

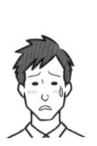

停止喝咖啡提神。

呼

試著 1 個禮拜
不攝取咖啡因。

南非國寶茶

停止慣性飲用。

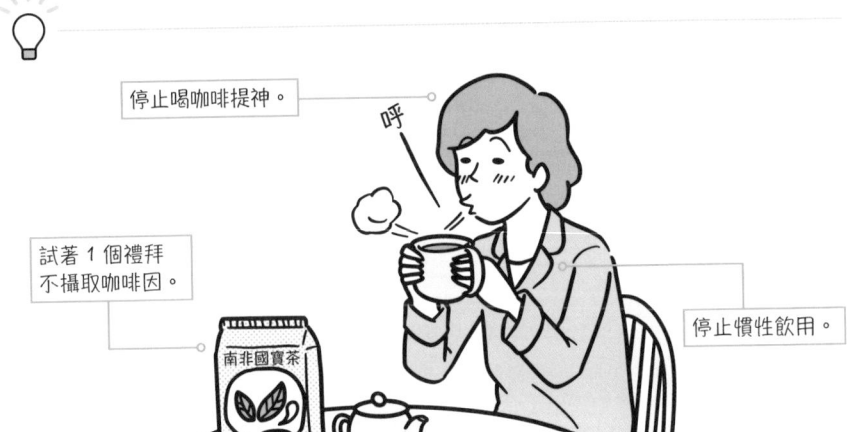

ADVICE

你是否有慣性飲用咖啡因的習慣？

　　攝取咖啡因會造成夜間睡眠時磨牙，導致白天想睡。早上習慣來一杯咖啡，疲勞時就喝提神飲料，只是為了醒腦而喝咖啡因飲料的話，這就是導致睏倦的罪魁禍首。試著戒咖啡因 1 星期，並停止慣性飲用，只喝真正喜愛的飲料。

理論解說

　　睡眠期間磨牙，會頻繁引發微覺醒（Microarousal）的短暫清醒。自己並不會有意識，但是會失去熟睡感。喝咖啡因飲料提神，只會加重磨牙症狀，造成睡眠品質不良的惡性循環。

GABA 的功效

近年來越來越多零食或保健食品上標示含有 GABA 成分。**GABA 即 γ - 氨基丁酸（γ-Aminobutyric acid），富含於發酵食品中**。大腦的血腦障壁（Blood–brain barrier），會阻擋有害物質進入大腦。長久以來，醫界認為 GABA 無法通過血腦障壁，因此即使從食物攝取，也不會進入大腦。

不過近年研究發現，只要大量攝取 GABA，還是有可能進入大腦，臨床實驗顯示只要攝取 GABA，就能促進睡眠，因此 **GABA 成為提升睡眠品質的矚目新星**。

一般人的飲食生活中其實不缺 GABA。人體一天所需的 GABA 量為 30mg，正常食用三餐，就能攝取到約 100mg 的 GABA。機能性食品（Functional food）和保健食品及安眠藥一樣，能不吃就不吃，僅能用來輔助強化睡眠節律。

理論解說

大多數人認為咖啡因可以提神醒腦，其實咖啡因並沒有醒腦作用。**咖啡因是阻斷讓人想睡的睡眠物質，所以並非清醒，而是讓人不想睡**。這裡解釋一下大腦入睡的過程：大腦醒來後就會開始累積睡眠物質前列腺素 D2，當大腦充滿前列腺素 D2，就會促進腺苷開始作用，而腺苷會促進抑制神經活動的 GABA 功能。大腦清醒時，保持清醒的組織胺會發揮功效，但 GABA 增加，組織胺就會受到抑制，讓大腦入睡。

計畫小睡的目的是減少前列腺素 D2 分泌，因為減少睡眠物質才是消除睡意的治本之道。咖啡因則是阻斷前列腺素 D2 增加腺苷的功能，並不是讓大腦清醒。

而醫院開苯并二氮呼類安眠藥的目的是，促進 GABA 功能；藥局販賣的助眠藥以抗組織胺為主成分，則是阻斷組織胺。像這樣了解各種物質在大腦進入睡眠過程中，對哪一個階段發揮作用，在使用時就有更深的認識。

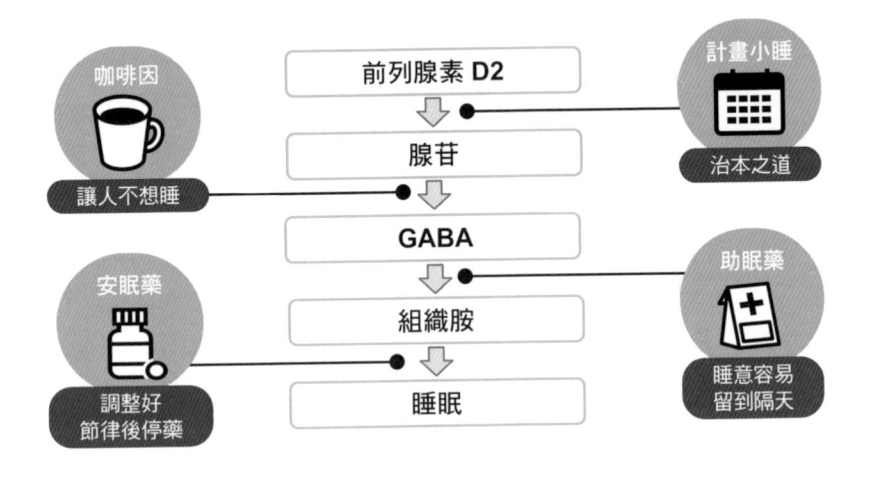

（圖中標示）

咖啡因 — 讓人不想睡

前列腺素 D2 → 腺苷 → GABA → 組織胺 → 睡眠

計畫小睡 — 治本之道

安眠藥 — 調整好節律後停藥

助眠藥 — 睡意容易留到隔天

＼想知道更多／

建議吃香蕉和熱牛奶助眠的理由

　　要增加褪黑激素，需要它的原料必需胺基酸 —— 色胺酸（Tryptophan）。坊間常說香蕉和熱牛奶可以助眠，意思就是要多多攝取富含色胺酸的食物。色胺酸會與白蛋白（Albumin）結合，但是在這種狀態下，無法通過血腦障壁。胰島素（Insulin）會切斷色胺酸與白蛋白的連結，使其進入大腦。但**研究發現，在控制血糖上肩負重要功能的胰島素，如果睡眠不足，就會減少**。睡眠不足的狀態下，胰島素不足，因此即使攝取色胺酸，也無法突破血腦障壁，進入大腦。

　　我們很容易想要依靠食品助眠，但根本之道，還是調節睡眠節律，並增加睡眠量。睡眠量增加，胰島素也增加的話，攝取的色胺酸就會進入大腦，合成褪黑激素，形成良性循環。不要奢望只攝取一樣食品就能解決問題，而要俯瞰整個睡眠機制，從做得到的地方確實執行，讓節律歸於正常

73 用餐時放下筷子

被說會打鼾和磨牙……

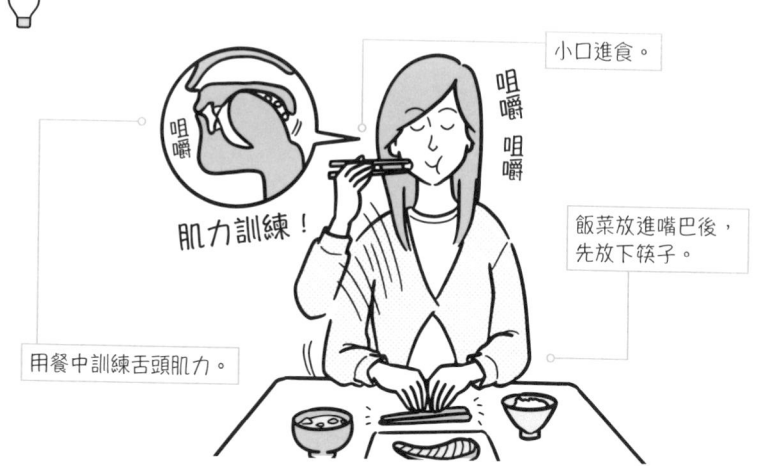

小口進食。

咀嚼 咀嚼

肌力訓練！

咀嚼

飯菜放進嘴巴後，先放下筷子。

用餐中訓練舌頭肌力。

ADVICE

用餐時強化舌頭肌力

　　吃東西很快的人，手和嘴巴會記住進食的動作，所以即使用餐時間充足，也會像秋風掃落葉般吃完。咀嚼次數少，用到舌頭的機會就會減少，導致舌頭肌力衰退。因此把飯菜放進嘴巴後，先放下筷子吧。吃飯快的人，用餐時幾乎筷不離手。練習每次挾完飯菜就先放下筷子，自然就能增加咀嚼次數。

> **理論解說**
>
> 　　如果平時有充分運用舌頭肌肉的話，嘴巴閉上時，舌頭應該是抵在上排牙齒的齒根附近。如果舌頭掉在下排牙齒或上顎深處，表示舌頭肌力衰退。無法維持舌頭的正確位置，睡眠時就會打鼾或磨牙。

TIPS 74

避免開會打瞌睡，就要事先預習

遇到困難的會議時，就會睡著。

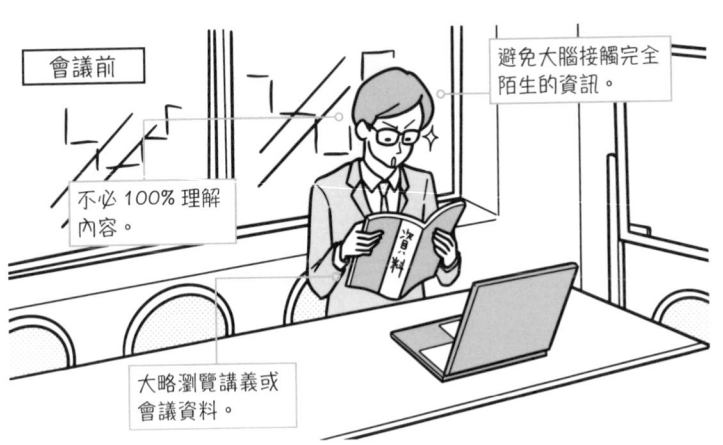

會議前

避免大腦接觸完全陌生的資訊。

不必 100% 理解內容。

大略瀏覽講義或會議資料。

ADVICE

幫大腦預習

上課或會議時接觸到全新資訊，人就會發睏。這時可以預先瀏覽資料，讓新的內容變成已知的資訊。不需要完全理解，只需要讓大腦預先知道會聽到什麼內容就行了。此外，如果自己是主講人，當對方聽到睡著，表示有太多內容對方聽不懂，那麼新資訊和舊資訊的比例各五成比較好。

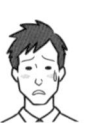
理論解說

　　根據 TIPS 35 提到的耶基斯－多德森定律，如果有太多未知的新資訊，就會分泌過多正腎上腺素。當分泌量超過峰值，清醒度反而會下降。先幫大腦預習，就能避免正腎上腺素過度分泌，上課和開會就能保持清醒。

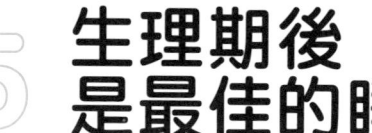
75

生理期後
是最佳的睡眠強化期

生理期間好想睡，什麼事都做不了……

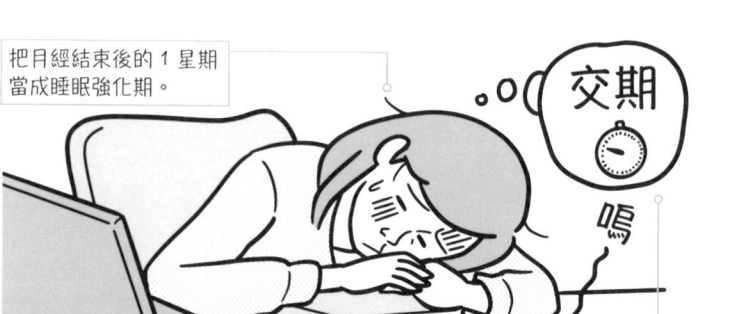

把月經結束後的 1 星期
當成睡眠強化期。

交期

鳴

避免想要在月經後
扳回一城。

ADVICE

生理期後更要好好睡

　　有些女性在月經前容易有睏倦的煩惱，都想趁月經結束後努力工作或做家務。這樣的想法反而會讓睡眠時間變少，當基礎睡眠力下降，身體狀況不佳時的睏倦感會加劇。相反地，把月經結束後的 1 星期定位為睡眠強化週，充實睡眠質量，就能減輕下一次的身體不適。

理論解說

　　從排卵到生理期的黃體期，身體會製造許多黃體細胞，深層體溫一直維持在高點。從入睡到醒來前的 2 小時，原本應該要下降的深層體溫不會下降，深眠的慢波睡眠會減少。結果就是睡了很久，白天依舊很想睡。

第5章　解決「白天想睡覺」的16個擊退睡意對策

145

76 幫睡意打分數

從以前開始就整天昏昏欲睡……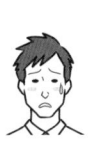

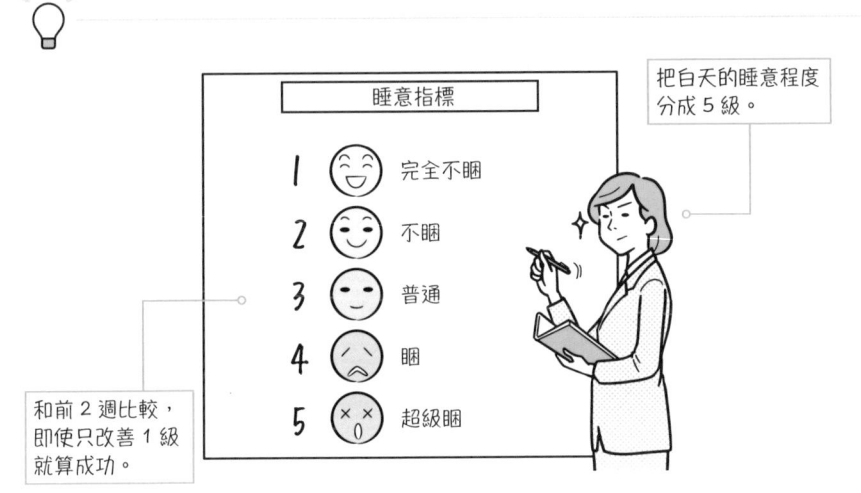

把白天的睡意程度分成 5 級。

睡意指標

1	完全不睏
2	不睏
3	普通
4	睏
5	超級睏

和前 2 週比較，即使只改善 1 級就算成功。

ADVICE

將睡眠量化管理

工作結束後，把當天的睡意分成 5 級加以量化。1 是完全不睏，5 是不停打瞌睡等等，依自己的狀態分成 5 級。持續記錄就會發現自己並非總是想睡。比方說上星期的分數是 3～4，而這星期改善為 2～3，像這樣不斷累積小小的成功吧。

理論解說

把睡意這種過了就忘記的現象數值化，可以看出平日與假日的差異，或每個月的週期性。此外，透過數值化可以設定自己的一套評分標準，像是「只要站起來就會清醒的睡意是 3」，對每一級的解決方法也會變得明確。

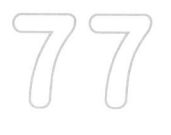

TIPS

場所　飲食　入浴法　光線　運動　睡眠計畫　**身心管理**

77 嘴巴貼膠帶入睡

早上醒來口乾舌燥，腦袋也昏昏沉沉。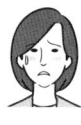

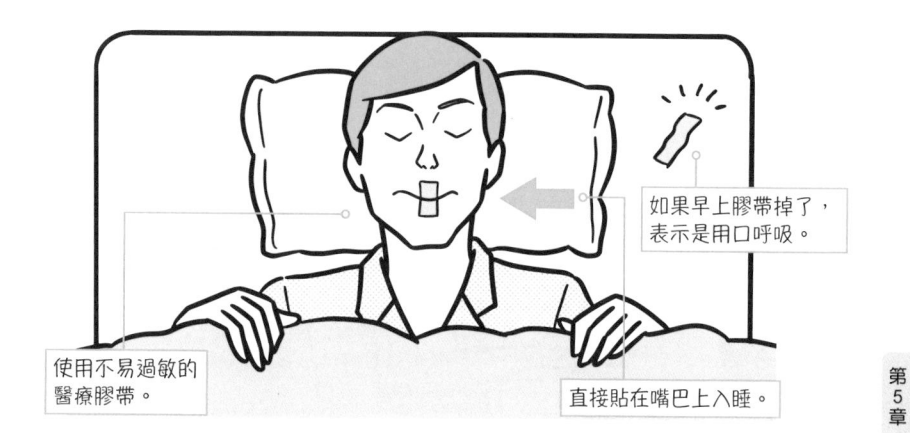

如果早上膠帶掉了，表示是用口呼吸。

使用不易過敏的醫療膠帶。

直接貼在嘴巴上入睡。

ADVICE

以鼻呼吸來降低大腦溫度

　　人必須用鼻呼吸才能進入深眠，我們可以用一個簡單的方法，檢查看看自己是不是用鼻呼吸睡眠。睡前用醫療膠帶或市售的止鼾膠帶直接貼在嘴巴入睡。如果睡覺時用口呼吸，膠帶會在睡眠中脫落。當你發現睡眠時用口呼吸，請提醒自己白天時要閉上嘴巴，用鼻呼吸。

> **理論解說**
>
> 　　鼻子深處有許多血管，睡前用鼻呼吸能冷卻血液，冷卻後的血液再循環回大腦，為大腦降溫。口呼吸無法讓大腦降溫，會讓人很難進入深眠。而且口呼吸會造成口腔乾燥，提高感染風險。

第 5 章　解決「白天想睡覺」的 16 個擊退睡意對策

147

TIPS

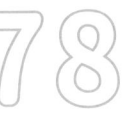

注意自己的磨牙習慣

頭痛和肩膀痠痛嚴重，腦袋昏昏沉沉。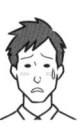

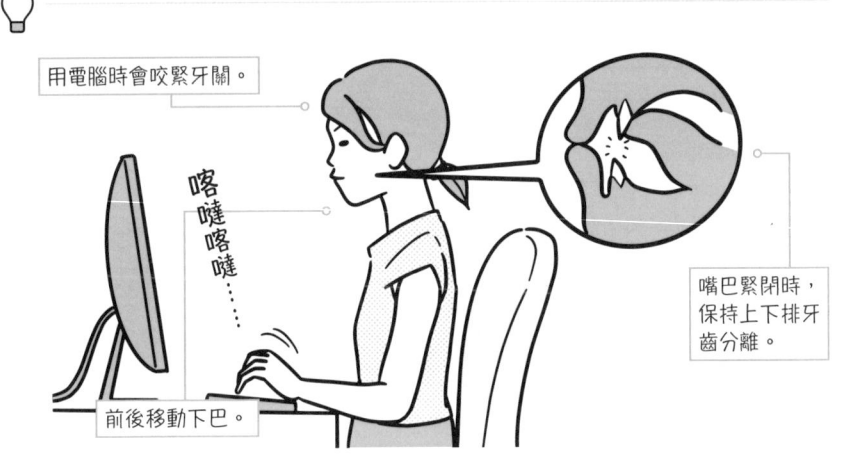

用電腦時會咬緊牙關。

喀嗤喀嗤……

前後移動下巴。

嘴巴緊閉時，保持上下排牙齒分離。

ADVICE

用電腦時不要咬緊牙關

　　盯著螢幕看時，很容易不自覺地用力咬牙，久而久之就會引發頭痛、肩膀痠痛，造成夜間磨牙。因此在使用電腦時，要提醒自己嘴巴緊閉，保持上下排牙齒分離。舌尖要抵在上顎門牙牙根處。用電腦時前後移動下巴，也有助於預防無意識的咬緊牙關。

理論解說

　　一天當中，上下排牙齒接觸的時間約 20 分鐘左右，但有些人在使用電腦時會習慣性咬緊牙關，這叫做齒列接觸習癖（Teeth contacting habit）。大腦會記住這樣的動作，因此只要發現自己用力咬牙時，要刻意改變動作，讓大腦重新記憶。

79 碳水化合物最後再吃

吃完午飯後突然全身虛軟……

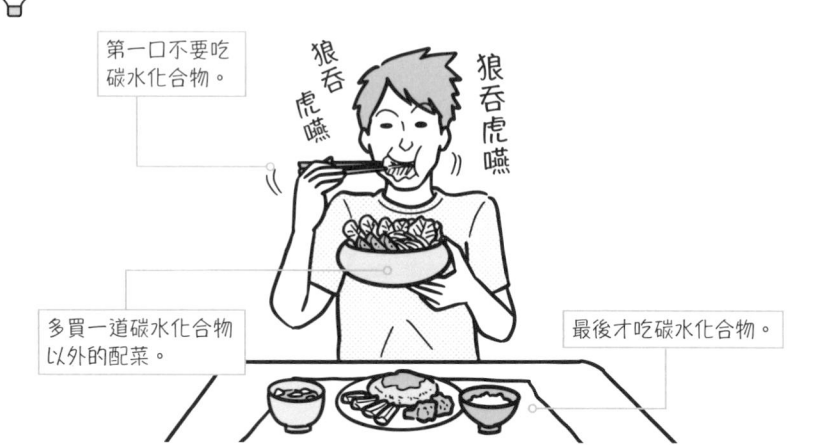

第一口不要吃碳水化合物。

狼吞虎嚥

狼吞虎嚥

多買一道碳水化合物以外的配菜。

最後才吃碳水化合物。

ADVICE

預防低血糖造成的睡意

　　用餐時第一口就吃碳水化合物，飯後就容易想睡。記住要改變進食順序，先吃蔬菜，後吃碳水化合物。午餐或長時間開車中途的休息時間，飲食上很容易以碳水化合物為主。尤其是第一口吃的配菜，記得要買碳水化合物以外的食品。改變用餐順序，自然就能減輕飯後睡意。

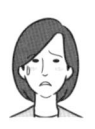 理論解說

　　空腹時食用碳水化合物，血液中的葡萄糖就會急速增加，胰島素會迅速將葡萄糖從血液裡吸收至體內，造成暫時性的低血糖狀態。人處在低血糖狀態，就會昏昏欲睡。只要能預防血糖值忽升忽降，就能維持穩定大腦的清醒程度。

第５章　解決「白天想睡覺」的16個擊退睡意對策

80 不看正在打哈欠的人

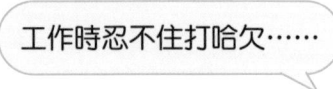

工作時忍不住打哈欠……

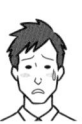

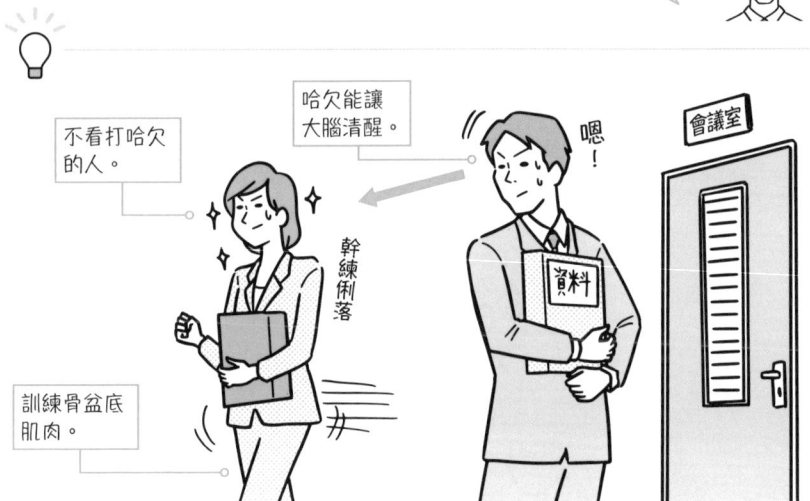

不看打哈欠的人。

哈欠能讓大腦清醒。

嗯！

會議室

幹練俐落

資料

訓練骨盆底肌肉。

ADVICE

人會被眼前的影像影響

　　大腦的清醒程度低，哈欠連連，就會傳染給身邊的人。在哈欠傳染的實驗中，讓受試者看到打哈欠的嘴巴照片，和沒有嘴巴的臉部照片，結果沒有嘴巴的臉部照片更容易傳染哈欠。這表示臉部器官的整體動作才是關鍵。

　　我在為職業駕駛進行研習課程時，曾有駕駛表示：「早上看到在公車站排隊打哈欠的人，就突然想睡。」這是鏡像神經元（Mirror neuron）所造成的哈欠傳染現象。

　　鏡像神經元是前扣帶皮層等大腦複數領域可見的神經活動，由

於會無意識地在腦內重現看到的人的動作，就像照鏡子一樣，故如此命名。鏡像神經元並非只會模仿好的行為，看到在辦公桌前打哈欠的人，就會在腦中重現，連自己都跟著想睡。所以我們可以刻意去看精神奕奕、行動幹練俐落的人，光是這樣就可以預防睡意。

此外，大腦也具備防止鏡像神經元什麼都吸收到腦袋裡的功能，這是以顳上溝（Superior temporal sulcus）為起點的心智化網路（Mentalizing network）。這種功能可以在腦內區別自己和別人，並以第三者的客觀立場，與他人產生共鳴。

為了提高白天的生產力，可以借助他人的力量，像是觀看專心看電視劇或電影的人的影像，或是刻意觀察專心工作的人等等。

＼想知道更多／
預防打哈欠的方法

有人問：「有沒有不打哈欠的方法？」要撐過強烈到會打哈欠的睡意，唯有提高體溫這個方法。**試著收緊肛門，訓練骨盆底肌肉，肩膀下壓，背部和臀部的肌肉用力**。調整好生理時鐘，就能預先知道何時會打哈欠，可以在打哈欠前計畫性小睡一下。妥善運用並掌握生理時鐘，就能預測可能會出現的身體變化，提前應對。

> 理論解說
>
> 　　打哈欠時用到的下巴肌肉，與身體其他部位的面積相比，是所有肌肉中出力最大的。肌肉緊張會透過網狀活化系統（Reticular activating system，RAS）強力強迫大腦清醒。下巴的肌肉對大腦清醒有莫大影響力，因此增加用餐時咀嚼的次數，或說話時刻意誇張唇形，都有助於維持頭腦清醒。

真實夢境的意義

透過做夢消除不需要的記憶和焦慮

快速動眼睡眠時，會進行刪除腦中無用記憶的作業。這時會夢見非常逼真的夢境。不需要的記憶被刪除，相關事實經過整理，煩惱和不安就會煙消雲散。不過，如果增加多餘的快速動眼睡眠，就會難以區別夢境與現實，容易頭痛，全身倦怠。回籠覺會增加多餘的快速動眼睡眠，最好避免。

體驗某件事的當下，大腦會把當時的情緒和記憶一併記錄下來。情緒只存在腦中，並非事實，但會引起煩惱和不安。醫界認為快速動眼睡眠期間，是在刪除不需要的細胞，消除情緒體驗的記憶。

為何會夢見有顏色的夢？

夢境不管有沒有顏色，都沒有好壞之分。腦內的神經接續，會被導向平日經常使用的路徑。**畫圖或進行影像處理，頻繁使用視覺的人，經常夢見有顏色的夢**。如果做的夢有氣味、聲音、肢體活動或觸覺，表示平時的神經接續就是以這些感覺為主。

夢境是神經連接統合視覺資訊的高級視覺皮層，形成影像。影像在大腦內部從初級 V1 視覺皮層到 V5 視覺皮層進行加工，然後加工後的影像出現在夢裡。但如果連接到平時使用的初級視覺皮層，夢就會有顏色。

第 6 章

解決「睡眠時間不規律」的 16 個調整作息對策

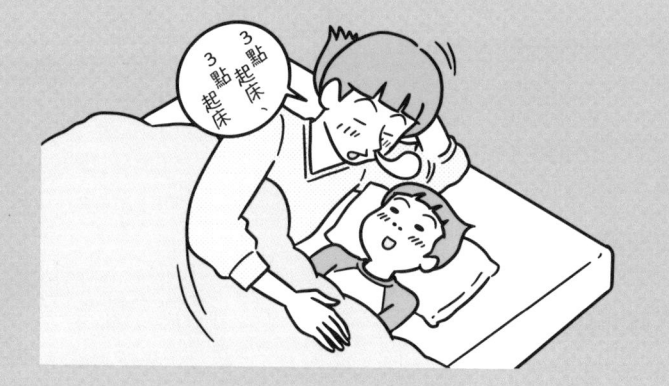

81 把睡眠分成 2 次

哄小孩睡覺，結果一起睡著了。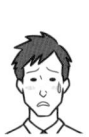

使用複誦 3 次起床時間的自我覺醒法。

確保剛入睡 3 小時的優質睡眠。

在體溫最低的起床 2 小時前稍微睡一下。

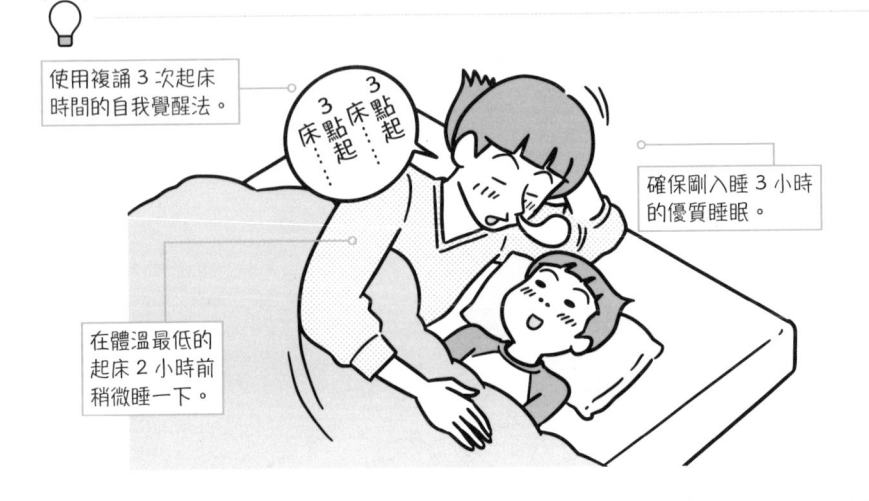

ADVICE

確保剛入睡的黃金 3 小時

不小心睡著和做好準備再睡，醒來時的清爽感截然不同。為了讓睡眠初期的 3 小時睡得充實，可以配合哄小孩入睡的時間，自己順便做好入睡準備。利用複誦 3 次起床時間的自我覺醒法，像是「12 點要醒來」，醒來後做 1 ～ 2 小時的家事等等，然後在深層體溫降到最低的起床 2 小時前再次入睡。

理論解說

睡眠週期平均以 90 分鐘為單位變深或變淺，深眠集中在前 2 個週期的 3 小時。只要能在這段期間進入深眠，即使中途醒來，也能神清氣爽。配合黎明體溫降到最低的時間再次入睡，就可以預防深層體溫的節律偏移。

TIPS

82 用多階段睡眠提高生產力

因為工作關係，經常要熬夜一整晚……

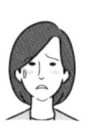

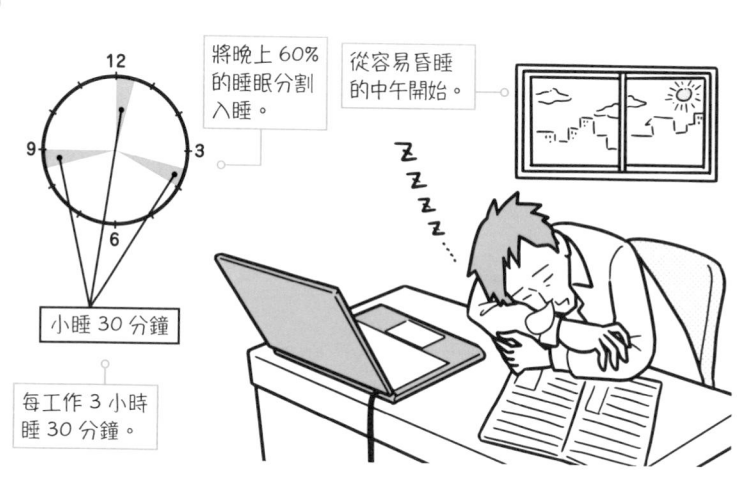

將晚上 60% 的睡眠分割入睡。

從容易昏睡的中午開始。

小睡 30 分鐘

每工作 3 小時睡 30 分鐘。

ADVICE

用睡眠管理大腦活動

　　為了避免熬通宵，請把夜間睡眠的 60% 分割後再入睡。如果預先知道晚上必須熬夜，就從當天中午開始，每工作 3 小時就小睡 30 分鐘，一路反覆到隔天早上，這叫多階段睡眠。工作時間的分配可以自由決定，但每次睡眠都控制在 20 ～ 60 分鐘，避免長時間睡眠。不管有沒有睡意，都在決定好的時間入睡。

理論解說

　　人是白晝清醒，夜晚入睡的單次性睡眠動物，但有許多動物是多階段睡眠，一天之中反覆睡睡醒醒。多階段睡眠因為運用在外海帆船賽中而備受關注，發現這種睡眠方式可以將夜間工作的低效率控制在最小範圍內。

155

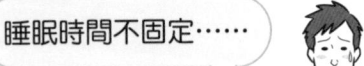
TIPS

83

用定錨睡眠降低
不規則的睡眠形態

睡眠時間不固定……

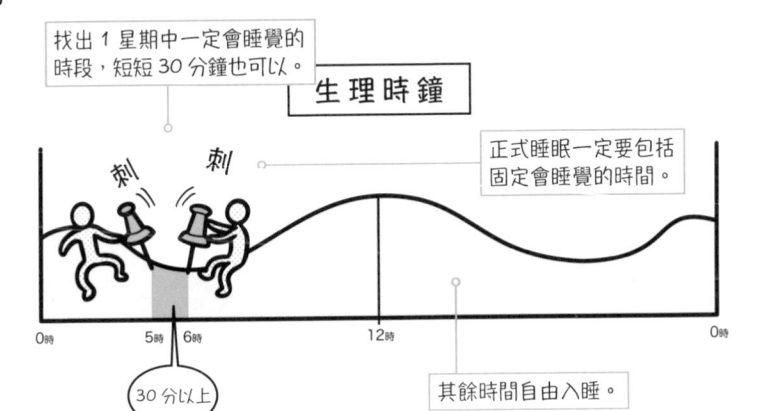

找出 1 星期中一定會睡覺的
時段，短短 30 分鐘也可以。

生 理 時 鐘

正式睡眠一定要包括
固定會睡覺的時間。

刺　刺

0時　　5時 6時　　　　12時　　　　　　　　0時

30 分以上

其餘時間自由入睡。

ADVICE

為生理時鐘定錨

　　即使睡眠不固定，但只要做好記
錄，就能找到一定會睡覺的時段。就
像在不規則的節律下錨固定一樣，安
排一定會睡覺的時段，稱為定錨睡眠
（Anchor sleep）。即使只有 30 分鐘
也好，找到可以定錨的時段，讓正式
睡眠時間重疊在該時段上，定錨時段
越長，節律越不容易混亂。

理論解說

　　即使褪黑激素節律、睡
眠－清醒節律亂掉，只要
固定力強大的深層體溫節
律沒有偏離，傷害就可以
降到最小。以平均起床時
間前 2 小時的最低體溫為
基準，安排定錨睡眠，就
能防止體內同步化失調。

84 把睡覺的嬰兒抱到窗邊

> 小孩在夜裡哭鬧不休，搞得我睡眠不足……

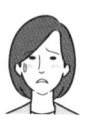

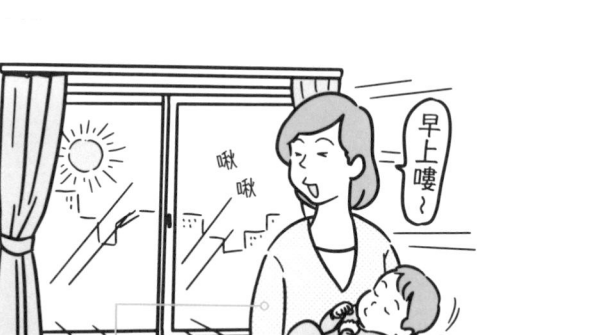

早上即使嬰兒還沒醒來，也抱到窗邊曬太陽。

即使半夜醒來，也不要開燈照亮整個房間。

ADVICE
告訴嬰兒的大腦是早晨或夜晚

　　嬰兒哭鬧一整晚，早上好不容易睡著了，會很想讓他們繼續睡下去，其實這時候應該把嬰兒抱到窗邊去感受光線。如果感覺不到晨光，夜晚就不會覺得睏，很難哄睡或夜啼不休。此外，半夜不要直接開燈，而是採間接照明等等，避免強光刺激嬰兒大腦。

理論解說

　　年紀越小，對光線的感受性越強。嬰兒比成人更容易受到晨光與黑夜的影響。嬰兒在出生7個月後開始和母親的生理節律同步，如果母親從孕期生理時鐘就很規律，產後的嬰兒也能作息正常。

157

TIPS

85

4〜6 歲
要避免午睡

上幼兒園的小孩晚上都不睡覺。

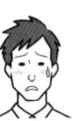

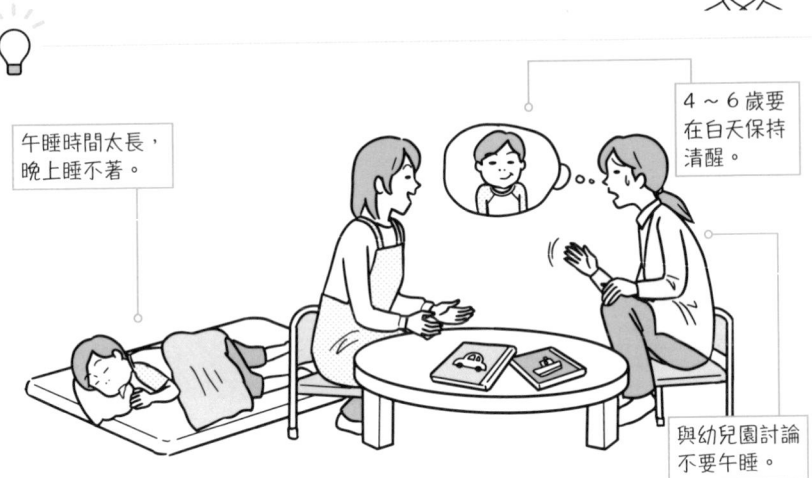

午睡時間太長，
晚上睡不著。

4〜6 歲要
在白天保持
清醒。

與幼兒園討論
不要午睡。

ADVICE

在幼兒園午睡，晚上會睡不著

　　許多幼兒園都會安排約 2 小時的午睡時間，這會導致幼童晚間精神太好，難以入睡。如果假日沒有午睡，晚上一下子就睡著了，可以試著向幼兒園要求：「如果午睡時間小孩可以保持安靜，能不能不要午睡？」如果幼兒園無法配合，那就從假日開始，避免孩子在中午到傍晚的時間小睡。

理論解說

　　東京都的幼兒園針對 5、6 歲孩童進行取消午睡的實驗，發現夜晚更容易入睡，討厭上幼兒園的情形也減少了。4 歲孩童也得到同樣結果，所以從這個歲數的孩子開始，避免白天午睡，提升晚間的睡眠品質。

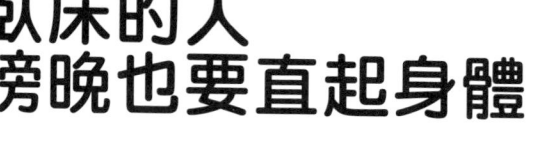
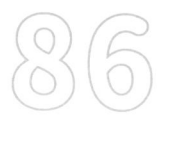

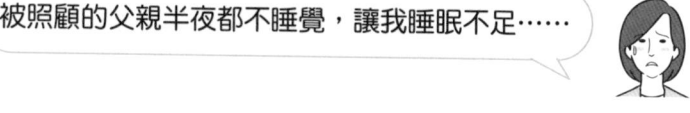

| 場所 | 飲食 | 入浴法 | 光線 | 運動 | 睡眠計畫 | 身心管理 |

86 臥床的人傍晚也要直起身體

被照顧的父親半夜都不睡覺，讓我睡眠不足⋯⋯

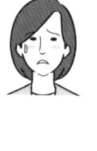

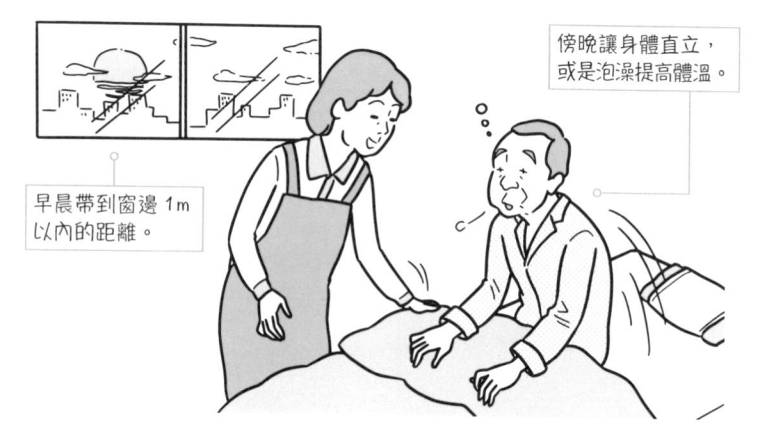

傍晚讓身體直立，或是泡澡提高體溫。

早晨帶到窗邊1m以內的距離。

ADVICE

傍晚不可以睡覺

　　從午後到傍晚，如果躺在床上打盹，晚上就會難以入睡。即使睡著了，也容易在半夜醒來。試著坐直身體就會運用到肌肉，容易提高體溫。傍晚不要躺在床上，盡量直立身體 ※，或是洗澡、用餐，提高體溫。坐在輪椅上也行，早上待在窗邊1公尺以內的地方，讓大腦接收晨光。

※ 請先和醫師討論後再執行。

> **理論解說**
>
> 　　在安養院等機構的實驗裡，把洗澡時間從上午改到傍晚，便有效減少了夜間遊蕩和身心不穩的狀況。此外，把娛樂室白天的照明改為2倍亮度的實驗，也成功減少了夜間的各種狀況，顯示配合生理時鐘打造環境的重要性。

TIPS

上完大夜班
不要立刻入睡

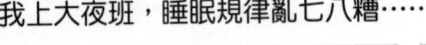
我上大夜班，睡眠規律亂七八糟……

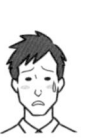

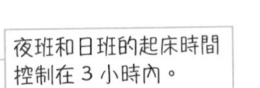
夜班和日班的起床時間控制在 3 小時內。

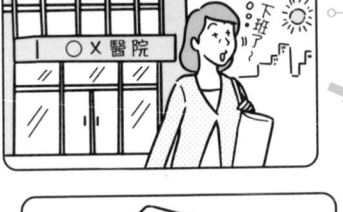

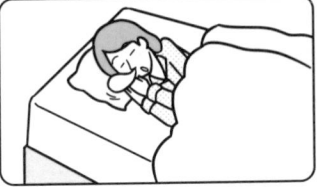

趁日班和假日盡量增加夜間睡眠量。

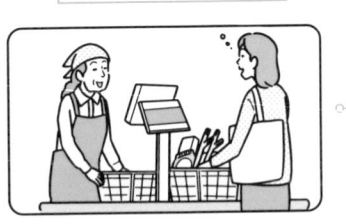
上完大夜班之後不要立刻睡，而是等晚上早點睡。

ADVICE

上完大夜班的夜晚
是優質睡眠的好機會

　　連續清醒超過 24 小時，大腦的清醒程度反而會增加，更容易亢奮。如果繼續醒著不睡，到了傍晚就會極度睏倦。若是在這時候睡著，睡意會緩解，但晚上就睡不著了。上完大夜班後的第一場睡眠品質特別好，因此不要在白天睡覺，而是晚上提前上床睡。

理論解說

　　因為輪班搞壞身體的人，輪日班時的夜間睡眠時間短，輪晚班則是睡到上班前一刻，上完大夜班當天從傍晚睡到半夜，然後就再也睡不著。如果平日養成白天睡覺的習慣，那麼連假日的白天也會睡著，最後導致連假日夜晚都難以入睡。

睡眠不規則也能維持活力的 4 個對策

以下 4 個方法讓你即使上大夜班或花花班也能有活力。

①假日和日班的晚上提前 30 分就寢

因為輪班搞壞身體和不會搞壞身體的人之間的差異在於，**前者在假日及日班的夜間睡眠，會縮短 30 分鐘至 1 小時**。也就是說，前者與輪班無關的平日睡眠時間本來就短，生理時鐘很容易因大夜班變得更混亂，需要許多時間才能恢復。

之所以很晚就寢的原因是，「只有這段時間能享受自我生活」。**為了有效運用這段自由時間，必須避免一不小心就熬夜**。想要熬夜時，就要預做準備，才能盡情享受熬夜時光。花時間照顧自己的身體，才能撫慰身心，提升睡眠品質。

②晚班和大夜班的早上，要在日班的起床時間 3 小時內醒來

前面再三提到，起床時間不固定，會打亂生理時鐘，降低大腦表現。傍晚開始上班或是上大夜班時會有「接下來就不能睡了，要趁現在先睡一點」的心態。但是以 1 星期為單位，觀察生理時鐘就會知道，晚班前睡到很晚，會造成日班和假日夜晚難以入眠，影響睡眠品質。

因此**上班時間較晚的日子，要照平常的起床時間醒來，待在窗邊，讓大腦接收到陽光，然後再小睡**。只有特別累的時候才能躺平入睡，只想消除睡意時，就坐著小睡。

晚班或大夜班時，或許會感到睡眠不足，但大夜班是特例，只要結束大夜班，回到平時的生活節律，睡眠品質就會迅速提升。

③在休息時間內計畫性小睡

因為大夜班而搞壞身體的人，即使有休息時間，會因為擔心睡了很難醒，就不敢小睡了。這就表示平時沒有刻意區分睡眠與清醒的節奏。

只要能主動控制睡眠，即使小睡也能在想要的時間醒來。相反地，會不小心睡著，或不知不覺間熬到三更半夜，平日就漫不經心地打亂生理時鐘的人，只要小睡就會不小心睡太久，醒來後也容易陷入睡眠慣性，腦袋昏沉。

大夜班對身體負擔非常大，因此平時就要主動面對睡眠問題，減少大夜班的負擔。

④上完大夜班的白天不睡覺

這個方法最辛苦，但是最能感受到恢復的效果。上完大夜班後，由於連續清醒的時間極長，睡意會加重，這時候的睡眠品質會是最完美的。為了配合這個最完美的睡眠時機，就要晚上提前上床睡覺。白天要努力活動身體或與人聊天，保持清醒。剛開始執行時會非常辛苦，但只要習慣了，自然就會想更進一步提高睡眠品質。

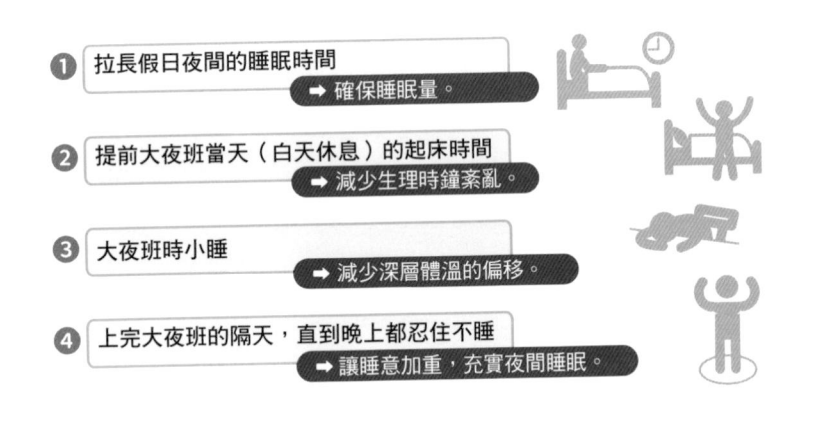

❶ 拉長假日夜間的睡眠時間
　➡ 確保睡眠量。

❷ 提前大夜班當天（白天休息）的起床時間
　➡ 減少生理時鐘紊亂。

❸ 大夜班時小睡
　➡ 減少深層體溫的偏移。

❹ 上完大夜班的隔天，直到晚上都忍住不睡
　➡ 讓睡意加重，充實夜間睡眠。

88 讓孩子的大腦學習睡眠

叫小孩早點上床睡覺都講不聽。

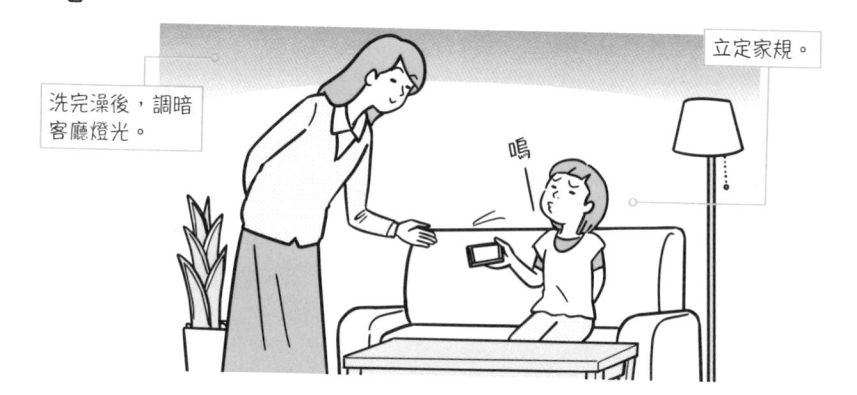

洗完澡後，調暗客廳燈光。

嗚

立定家規。

ADVICE

打造讓孩子的大腦想睡的情境

　　孩童的光線感受性比成人高，因此只是客廳明亮，就不容易想睡。洗澡時關掉浴室燈光，洗完澡後調暗客廳燈光等等的方法，營造昏暗環境，就容易感到睡意。也可以規定小孩要注意手邊保持明亮，避免視力惡化，或是燈光調暗後就不可以再盯著螢幕等等。

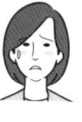

理論解說

　　孩童在大腦接收到晨光後的14個小時會開始想睡。夜晚保持昏暗，也會容易睏倦，因此可以在洗完澡後調暗燈光等等，讓光線的明暗更明顯。閱讀繪本對親子的大腦有很好的效果，不過最好在客廳進行，讓孩子的大腦記憶臥室是睡覺的地方。

89

避免補眠，免得對小孩發脾氣

> 我被小孩吵得不耐煩，忍不住就大小聲。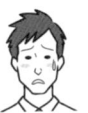

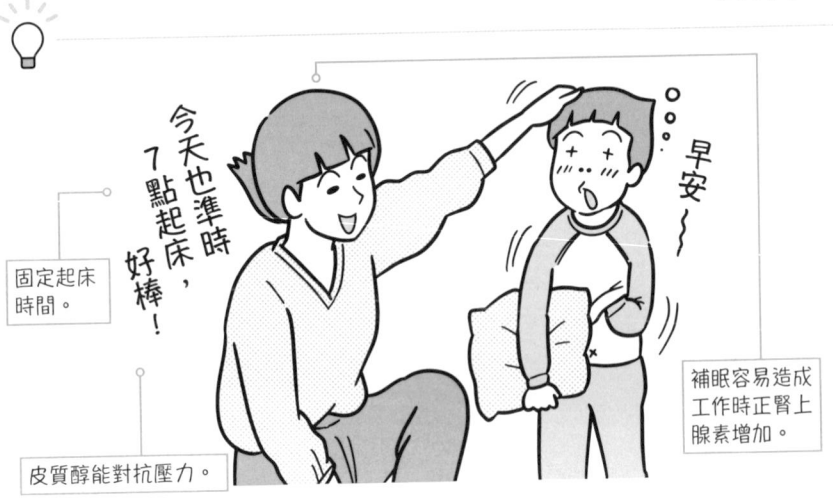

固定起床時間。

皮質醇能對抗壓力。

今天也準時 7 點起床，好棒！

早安～

補眠容易造成工作時正腎上腺素增加。

ADVICE

補眠反而導致情緒暴躁

　　有時候大人在工作，小孩卻跑來吵：「看這個看這個！」讓人忍不住一陣惱火。這是因為與工作無關的刺激打亂了步調，調整心跳和呼吸造成身體負擔所致。為了減輕這樣的負擔，體內會分泌皮質醇。但如果因為補眠造成起床時間不固定，連白天都在分泌皮質醇，導致情緒暴躁。

理論解說

　　開始工作後，①腎上腺素會增加，情緒亢奮。繼續工作下去，為了維持專注，②正腎上腺素就會增加。如果在這時受到與工作無關的刺激，③皮質醇就會過度分泌，睡眠品質惡化。如果因為補眠而晚起，②和③很快就會出現。

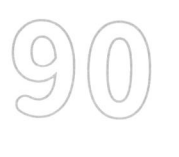

90 增加睡眠時間，避免吃消夜

晚上肚子餓，忍不住吃起消夜。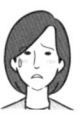

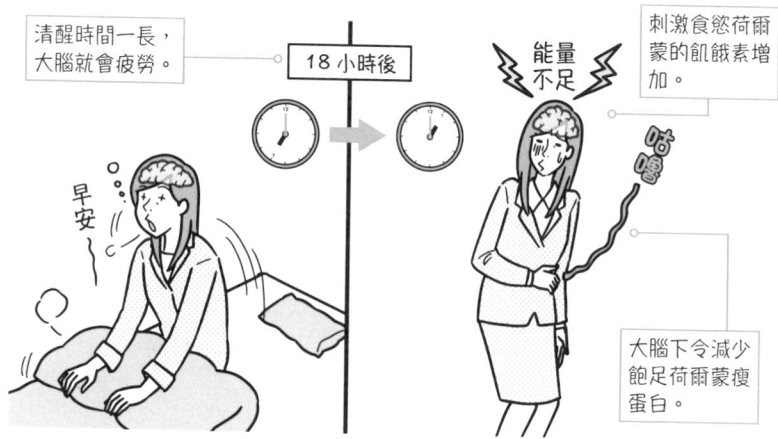

清醒時間一長，大腦就會疲勞。

18 小時後

早安

能量不足

刺激食慾荷爾蒙的飢餓素增加。

大腦下令減少飽足荷爾蒙瘦蛋白。

ADVICE

累積睡眠量夠多，深夜就不會想進食

　　如果保持清醒到深夜，就會想吃點有嚼勁的食物或甜食。這是因為連續清醒的時間太長，大腦發出錯誤的指令所帶來的食慾。這時候進食，深層體溫就會上升，導致睡眠變淺，分解脂肪的生長荷爾蒙減少。沒有分解的脂肪會轉換成中性脂肪，導致體重增加。

理論解說

　　連續清醒超過18小時，大腦就會認為能量不足，減少製造飽足感的瘦蛋白，並下令分泌刺激食慾的飢餓素。每個人都會有半夜肚子餓的反應，但累積睡眠量越多的人，越容易熬過半夜的食慾。

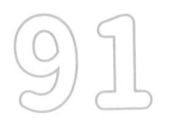

TIPS

91 為孩子補充鐵質

要幫小朋友摩擦腳部才睡得著。

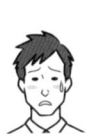

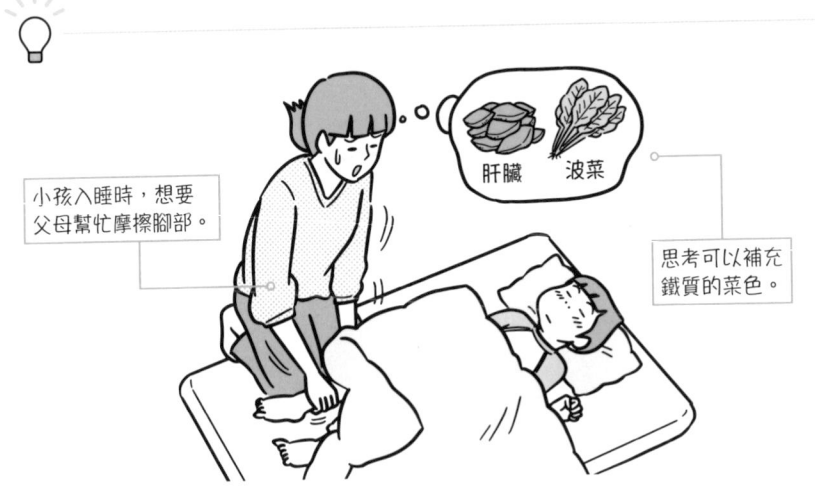

小孩入睡時，想要父母幫忙摩擦腳部。

肝臟　波菜

思考可以補充鐵質的菜色。

ADVICE
不是躁動，而是缺鐵

　　吃晚飯時，小孩沒辦法乖乖坐著，走來走去，或是一直拿腳蹭父母、把腳塞進棉被隙縫間，睡覺時想要人摩擦腳部。如果小孩有這樣的現象，或許是不寧腿症候群。透過飲食補充鐵質，避免可可亞和可樂等含有咖啡因的飲料，傍晚避免過度運動，就寢前做腿部伸展操等等，就可以減輕症狀。

理論解說

　　從酪胺酸合成多巴胺時，需要鐵離子。假如缺鐵，多巴胺就會減少，引發不寧腿症候群。小孩子很容易被認為只是躁動、沒規矩，但要注意有可能是缺鐵或伸展運動不足所引發。

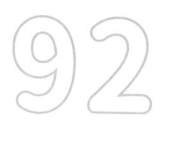

92

看顧小孩
睡夢中的動作

小孩睡覺時會搖頭晃腦。

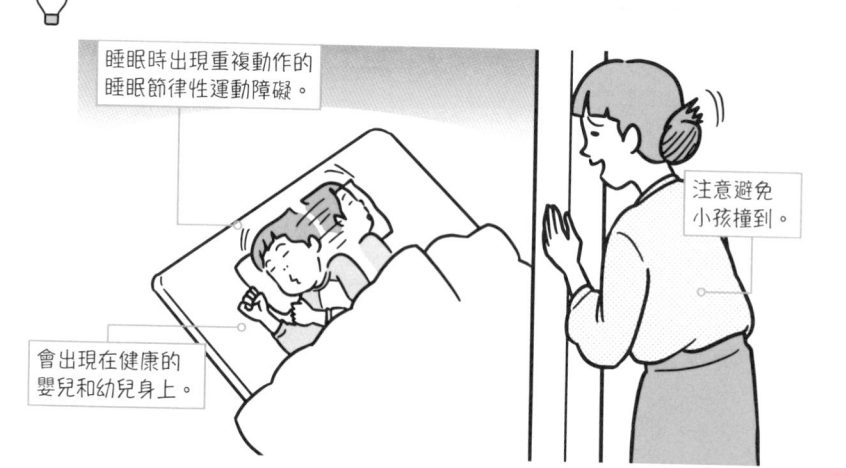

睡眠時出現重複動作的睡眠節律性運動障礙。

注意避免小孩撞到。

會出現在健康的嬰兒和幼兒身上。

ADVICE

不要勉強限制孩子的動作

　　睡眠期間不停搖頭晃腦，這稱為睡眠節律性運動障礙（Sleep related rhythmic movement disorder）。雖然會擔心是不是做惡夢，但這是在運動發達的過程中會出現的肌肉重複運動，會隨著成長而消失。如果硬是把人叫醒或是制止，有時反而會延長這種現象。不過也有撞到東西受傷的可能，因此要清除周邊物品，確保孩童安全。

理論解說

　　睡眠節律性運動障礙有59%會出現在9月齡嬰兒、33%的18月齡幼兒身上，到了5歲只剩下5%。經常出現在嬰兒時期，隨著年齡增長而消失。一旦開始動作，會在15分鐘內停止，發生在脖子、腳部等大型肌肉時，動作會很猛烈，但不必驚慌，確保環境安全即可。

TIPS

93 從懷孕開始
進行睡眠訓練

孕期睡眠變得不規律……

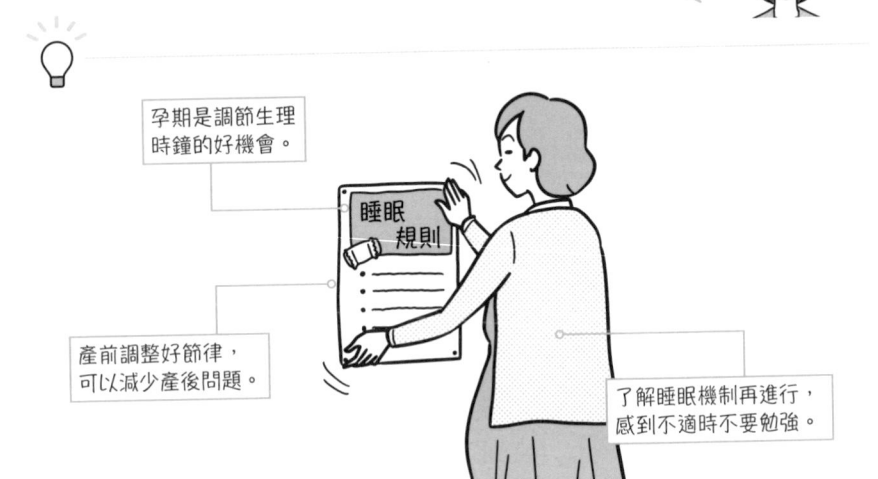

孕期是調節生理時鐘的好機會。

睡眠規則

產前調整好節律，可以減少產後問題。

了解睡眠機制再進行，感到不適時不要勉強。

ADVICE
產前的節律對產後大有助益

　　如果從懷孕初期就因為強烈的睡意，想睡就睡，想醒就醒，就容易打亂生理時鐘。暫時性的節律失調，對嬰兒的成長沒有影響，但產前的節律越規律，產後越不容易憂鬱，嬰兒也較少夜啼。明確區隔早晨與夜晚的明暗，傍晚時不要躺著，不睏就不要勉強就寢，維持最基本的節律，自由生活吧！

理論解說

　　懷孕越到後期，讓深層體溫不易下降的孕酮（Progesterone）會逐漸增加 10 ～ 5,000 倍，因此有時會很難睡，或容易清醒。試著利用睡眠科學處理這些問題，對產後的育兒也大有幫助。

168

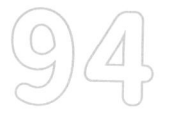

94 小孩睡著了，卻還會走來走去！

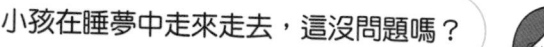

小孩在睡夢中走來走去，這沒問題嗎？

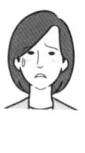

確保安全。

不要叫醒，在一旁顧好。

會隨著成長而消失。

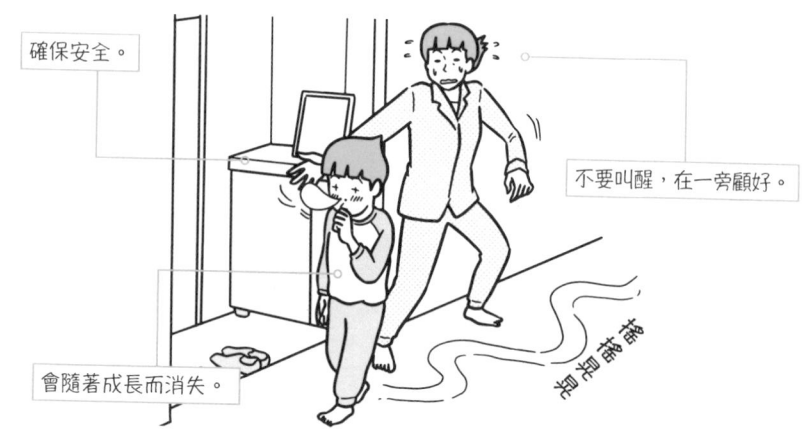

ADVICE

夢遊是大腦發達過程中的現象

　　孩童睡到一半爬起來，更衣走到外面。這種在睡夢中活動的狀況，稱為夢遊症（Sleepwalking），是大腦在發達的過程中經常出現的現象，會做出平時已自動化的行動。說夢話也包括其中。我們會好奇夢話說了什麼，但這只是發音而已，並沒有意義。如果勉強制止，有時會掙扎抓狂，所以只要在一旁顧著，確保安全就行了。

理論解說

　　大腦在急速成長的過程中，雖然進入睡眠狀態，卻會輸出已經自動化的動作。從出生11個月左右，開始學步時出現這樣的現象，4～8歲到達巔峰。有時成人也罕見地有夢遊症。隨著年齡增長，大腦發達，神經活動就會受到抑制，就不再出現這種情形。

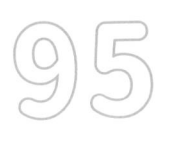

TIPS
95 在客廳讀故事書，預防夜啼

小孩會在半夜大聲哭鬧……

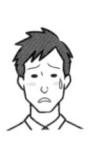

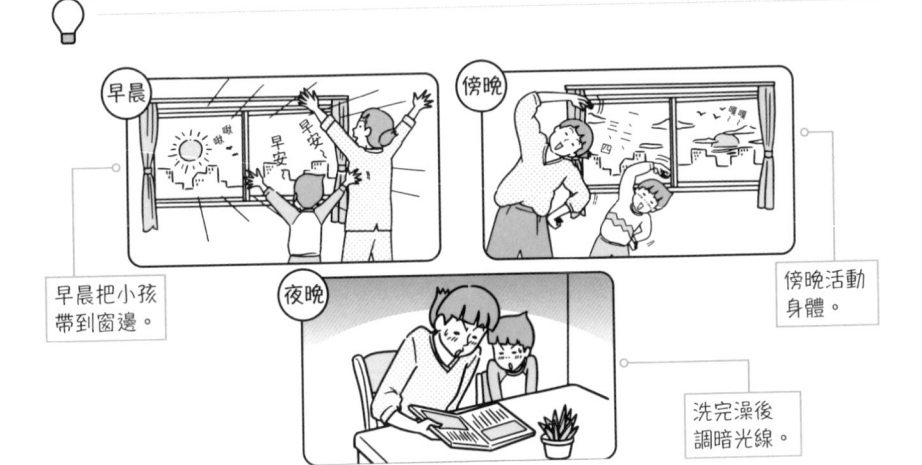

早晨

早晨把小孩帶到窗邊。

傍晚

傍晚活動身體。

夜晚

洗完澡後調暗光線。

ADVICE
夜驚不是做惡夢

　　小孩在半夜驚嚇大哭，這是夜驚症（Sleep terror）。有時還會睜開眼睛，想要下床。這時要避免出聲叫醒孩子，或是制止行動，而是在一旁看顧。夜驚的主因是生理時鐘不規律，因此早上把小孩帶到窗邊接收晨光，傍晚活動身體，晚上入浴後調暗房間光線，在客廳讀故事書，夜驚就會消失。

理論解說

　　夜驚症的原因是在非快速動眼睡眠期間醒來所造成。醫界認為是睡眠和清醒的切換還不成熟所導致。約有15%的幼兒會發生，男童占多數。最長會在10分鐘內停止，接下來很快就睡著了。夜驚的情形會隨著成長逐漸消失。

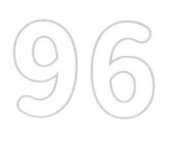

96 孩子睡前大哭的話，要避免夜間的光線

小孩老是在睡前哭鬧。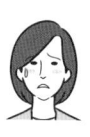

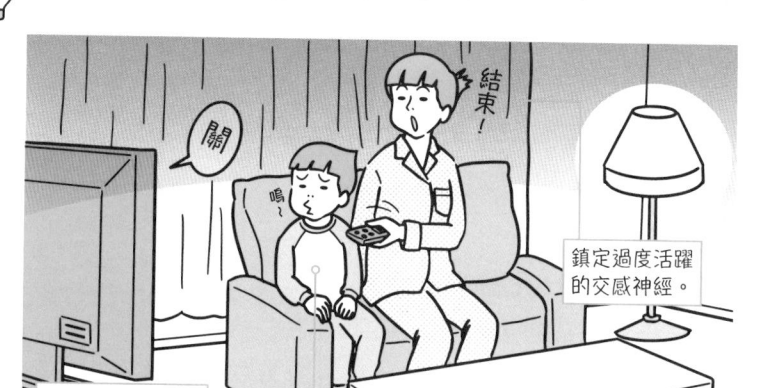

關

嗚～

結束！

鎮定過度活躍的交感神經。

副交感神經過度活躍，就會哭鬧。

ADVICE

孩子哭鬧只是自律神經在作用

小孩睡前鬧脾氣，最後大哭，有可能是刺激過多。大哭是透過副交感神經來鎮定交感神經的反應。大哭過後，經常會一下子就睡著。夜間要調暗客廳光線，遠離3C螢幕，共享親子時光。讓小孩不必藉由大哭等等的極端反應，也能平緩轉換自律神經。

理論解說

想安穩入睡，需要降低交感神經活動。燈光太亮、一直盯著螢幕，交感神經就會一路活躍到深夜，這時副交感神經為了取得平衡，就會過度活躍，結果就引發大哭、不停跑廁所或嘔吐等反應。

用睡眠調整身心靈

睡眠不規律會引發焦慮

睡眠不規律，負責將心跳等生理反應與心理反應連結在一起的大腦島葉（Insula）的功能就會降低。儘管身體沒有出現明顯變化，還是會造成心理不安。島葉也會對別人的疼痛發生反應，所以我們會為了別人的事過度心痛，陷入隨時都在憂慮的思考模式。透過睡眠，調整好生理機制，讓心理維持穩定。

連結生理與心理反應的島葉

大腦的影像研究中，發現對於「你現在傷心嗎？」、「你現在心跳很快嗎？」等問題，島葉兩邊都會有反應，因此認為島葉有連結心理與生理的功能。當目睹親近之人的疼痛或受傷時，島葉也會作用，對別人的痛苦感同身受。

島葉透過自律神經的腹側迷走神經系統調整身體，而腹側迷走神經系統會抑制交感神經系統。與對方共鳴、共度親密時刻、朝相同的目標努力等等，感受到社會性連繫時，島葉會連結身心，抑制對危機做出反應的交感神經系統，打造出最恰當的清醒程度和代謝狀態。

如果睡眠不規律，島葉功能下降，腹側迷走神經系統就會失去抑制力，交感神經就會活躍。因此會對別人說的話不耐煩，或是對社群媒體的文字過度反應。睡眠不規律，會造成白天過度興奮，入睡困難，降低睡眠品質，陷入睡眠更不規律的惡性循環。

要調適心理問題很困難，但只要利用本書內容，任何人都可以調整好睡眠。好的睡眠，是整頓心靈的最佳捷徑。

解決「認床」的
6 個打造舒眠環境對策

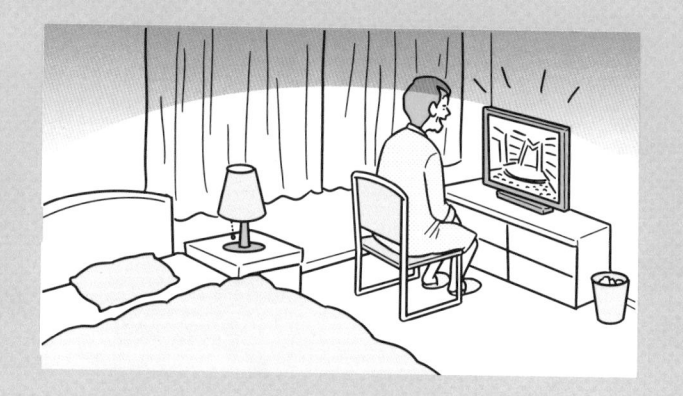

TIPS

97 調暗飯店房間的光線

出差時，會緊張到睡不著。

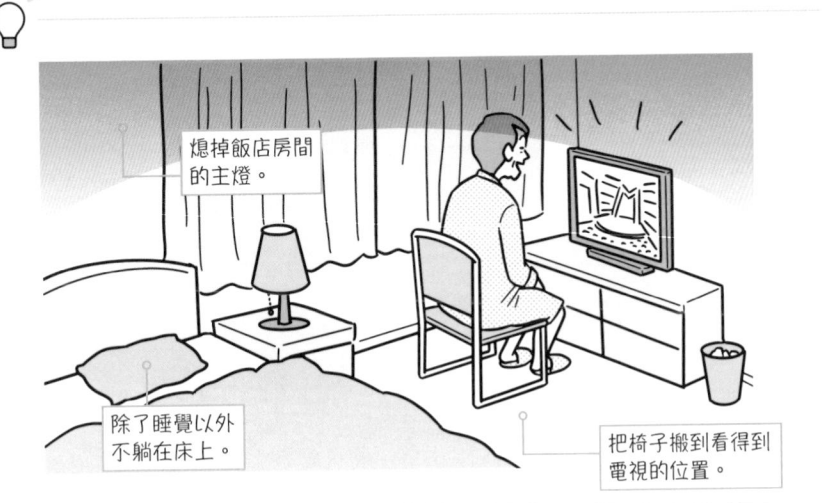

熄掉飯店房間的主燈。

除了睡覺以外不躺在床上。

把椅子搬到看得到電視的位置。

ADVICE

環境改變，安眠的要素不變

出差搭乘交通工具時，上午可以睡，但傍晚到晚間的移動時間要避免睡覺。進入飯店房間的第一件事就是熄掉房間主燈。如果要看電視，就把椅子搬到看得到電視的位置，避免躺在床上看。若是住上好幾晚，用早餐前先走出飯店外面，讓大腦接收強烈的晨光，隔天晚上就會感到睡意了。

🔍 理論解說

環境改變時，要把環境拆解成各個要素，只要滿足相同要素，就能減少對睡眠的影響。晨光、黑夜、傍晚的最高體溫、床＝睡覺的記憶，滿足這些要素，甩掉認床的心理成見吧！

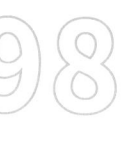

98 打造人工早晨

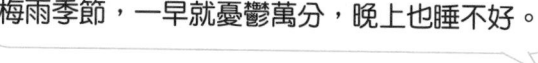

梅雨季節，一早就憂鬱萬分，晚上也睡不好。

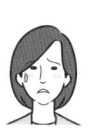

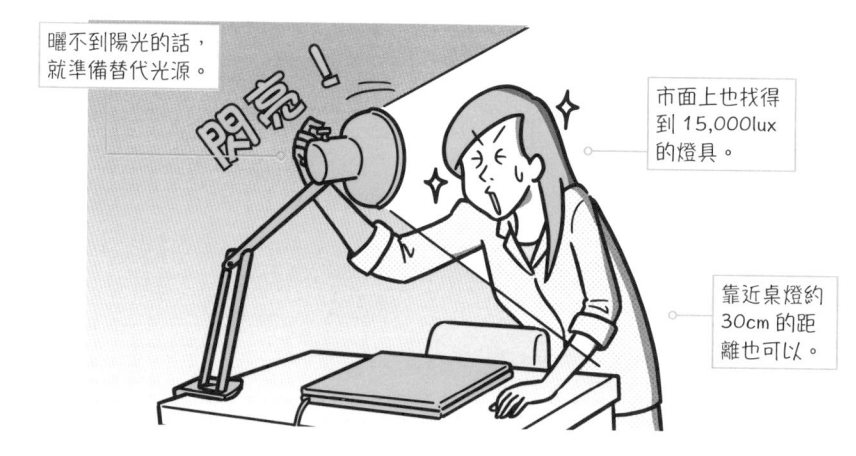

曬不到陽光的話，就準備替代光源。

閃亮！

市面上也找得到 15,000lux 的燈具。

靠近桌燈約 30cm 的距離也可以。

ADVICE

自然光不足就準備人工光源

　　在調整時差方面，有照耀 20,000lux 人工光線的高照度光照治療法。最近由於 LED 燈具的開發，光照機器小型化，市面上可以找到照度 15,000lux 的商品。如果不使用專門機器，可以在剛醒來後靠近檯燈光線 30 公分左右，不要直接看光源，讓光照個幾分鐘，就能讓腦袋恢復清晰。

理論解說

　　OPN4 基因型的人，對光線感受度很高，因此在沒有晨光的環境、季節和天氣，褪黑激素節律容易往後偏移。只要用人工方式打造晨光和黑夜，就不會受到季節和環境的影響，能用想要的生理時鐘過生活。

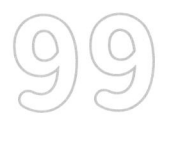

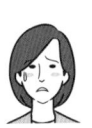

TIPS

99 用浴巾解決枕頭不合的問題

> 早上起床脖子和肩膀痠痛，好像是因為枕頭不合。

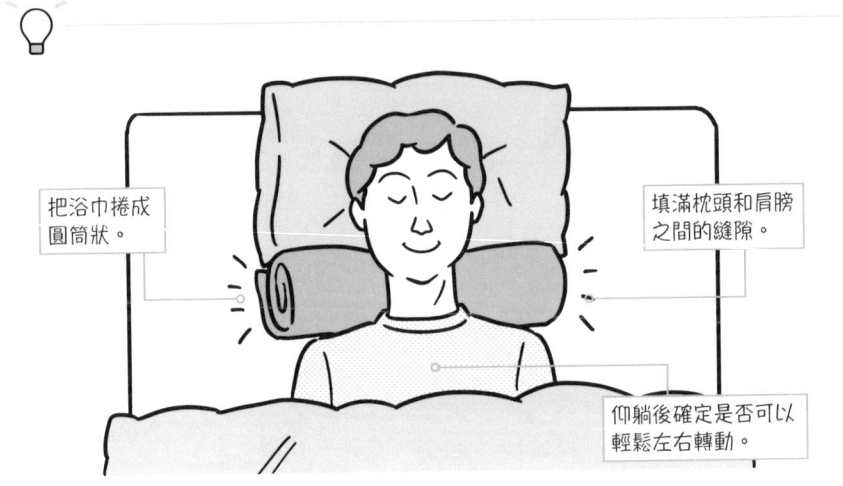

把浴巾捲成圓筒狀。

填滿枕頭和肩膀之間的縫隙。

仰躺後確定是否可以輕鬆左右轉動。

ADVICE

以面支撐，讓肌肉放鬆

把浴巾捲成圓筒狀，放在後頸處。躺上去看看，只要能填滿枕頭和肩膀的縫隙就行了。可以將浴巾捲得鬆一點或緊一點，調整厚度和硬度，讓下巴不會過高或過低。頭部可以輕鬆左右轉動，就是最合適的高度。挑選素材膚觸宜人的浴巾等，打造舒適的睡眠環境。

理論解說

支撐身體的面積越大，肌肉的緊張越容易鬆弛。填滿頭部到肩膀的縫隙，增加支撐面積，就可以緩和肩頸的肌肉緊張。此外，枕頸高度要適中，才不會妨礙一晚約 20 次的睡眠翻身活動。

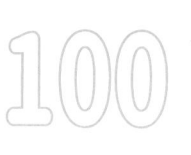

TIPS

100

在枕邊滴上一滴香氛精油

工作累過頭，就算躺上床也毫無睡意。

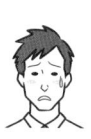

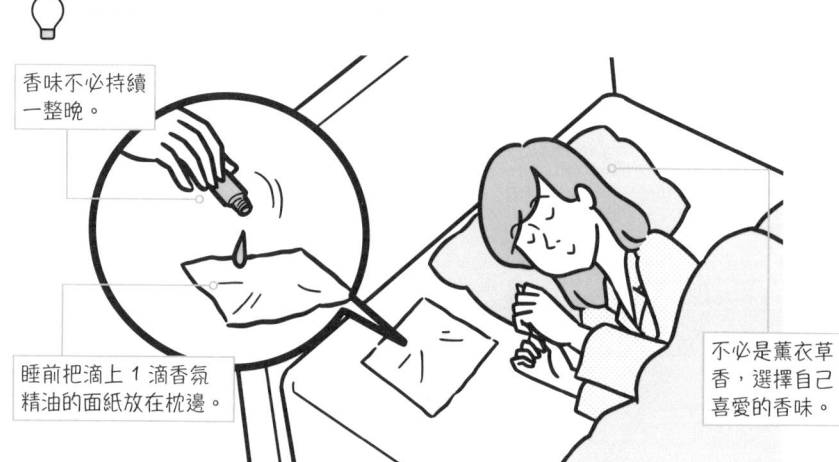

香味不必持續一整晚。

睡前把滴上 1 滴香氛精油的面紙放在枕邊。

不必是薰衣草香，選擇自己喜愛的香味。

第 7 章　解決「認床」的 6 個打造舒眠環境對策

ADVICE

補強「床＝睡眠」的記憶

　　睡前在面紙滴上 1 滴香氛精油，放在枕邊。嗅覺很快就會習慣臥室內和就寢時的淡淡香氣，因此香味不必持續一整晚。舒適入眠的記憶會和香味連結，記憶在腦中。不必是特定的香味，挑選自己喜愛的味道，香氛精油也要挑選有明確標示成分的商品。

> **理論解說**
>
> 　　感知氣味的嗅球細胞不分年齡，會不斷增加。增加越多，越能判別氣味，實際體會到氣味對睡眠的影響。香味具有為地點和行為為記憶做標籤的功能，在相同的地點進行相同的行為時，這份記憶就能再度被喚起。

177

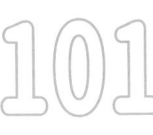
101 依運動習慣挑選床墊

不知道該如何挑選床墊才好……

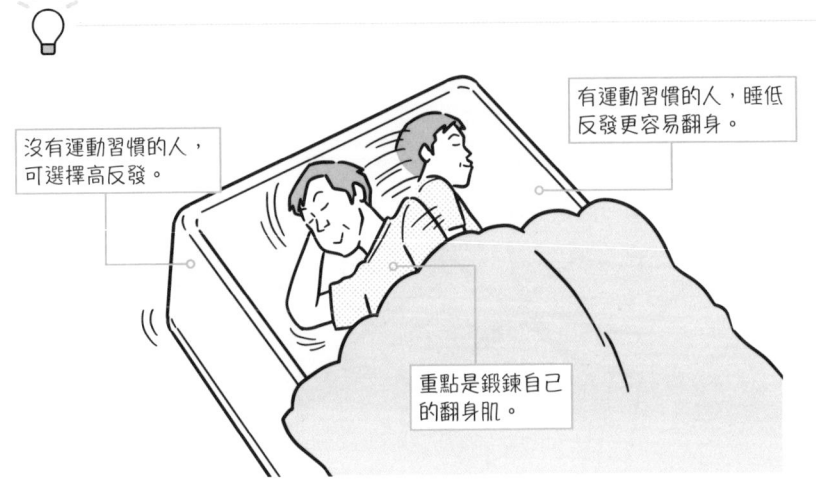

沒有運動習慣的人，可選擇高反發。

有運動習慣的人，睡低反發更容易翻身。

重點是鍛鍊自己的翻身肌。

ADVICE
床墊只是輔助

　　床墊大致可分成低反發與高反發兩種。低反發床墊一睡很快就會習慣，躺下的瞬間，就能感覺到整個身體被支撐住；高反發床墊會反彈動作，因此需要一些時間適應，身體才能學會睡眠中的身體動作。沒有運動習慣的人選擇高反發床墊，較能輔助翻身動作。

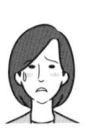

理論解說

　　一晚約 20 次的翻身動作，需要用到抬起身體的肌肉。肌肉量少的女性和年長者，如果選擇低反發床墊，身體會陷進床墊裡，導致翻身辛苦。高反發床墊的話，翻身動作就不會受到阻礙，最重要的前提是要鍛鍊自己的肌肉。

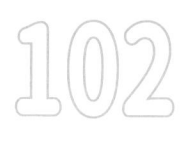

102 選擇吸濕速乾素材的睡衣

該如何選擇睡衣？

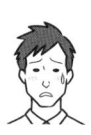

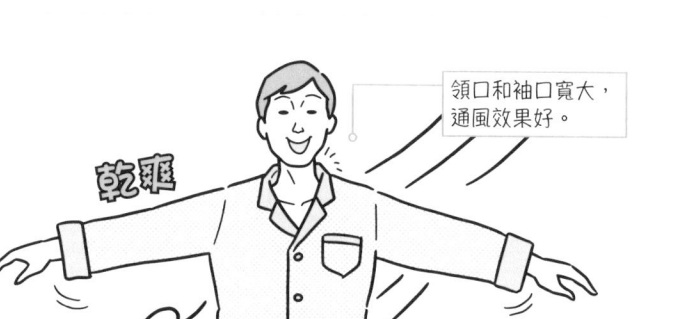

領口和袖口寬大，通風效果好。

乾爽

吸汗速乾。

ADVICE

以散熱性來挑選睡衣

　　睡衣要挑選領口和袖口寬大，方便身體散熱的款式。吸汗速乾的材質，有助於睡眠中的散熱。即使是寒冷的季節，也要避免發熱素材。有些男性覺得不穿睡衣比較好睡，這時要選擇高吸濕力和速乾材質的床單和枕套，活動方便也不會妨礙翻身。

理論解說

　　隨著睡眠加深，排汗量也會增加。這時的汗水具有促進身體散熱，降低深層體溫，減緩細胞活動，抑制能量消耗的功能。因為是藉由汗水蒸發時所產生的汽化熱來散熱，速乾的款式和材質最合適。

第7章　解決「認床」的6個打造舒眠環境對策

外遇與睡眠的關係

睡眠不足會挑錯對象

我也遇過有人為了外遇問題來向我求助，**其實睡眠不足，會造成挑選對象時所需的記憶力下降。**

基因結構與人類非常相似的果蠅，公果蠅向母果蠅求歡時，一旦發現對方已經交配過，就會停止求歡。公果蠅會花上 7 小時學習這件事。增加時鐘基因 PER（period）基因的表現，記憶力會提高到 5 小時就完成學習。也就是說，只要睡眠規律，記憶力就會提升。相反地，如果公果蠅處於睡眠不足的狀態，就會即使已經慘遭母果繩拒絕，仍執意有求歡的行動。

人只要睡眠不足超過 1 星期，就會對數百個基因造成影響，因此良好的睡眠，在挑選伴侶時也至關重要。

利用斷食提升記憶力

TIPS 10 提到，**斷食對於調整睡眠有幫助，其實斷食與記憶力也有關係。**

有研究發現，將空腹時分泌的刺激食慾荷爾蒙飢餓素注射到大腦，可以提升記憶力。研究認為這是因為空腹活化了蛋白質 CRTC，製造出長期記憶，CRTC 在飽足時，會磷酸化而失去功能，但空腹時磷酸化會解除，發揮作用。

對動物來說，飢餓意味著必須不惜冒著離開地盤的風險，也要外出尋找食物。這是為了避免迷路、牢記獲得食物的方法，而提高記憶力的身體機制。如果整天吃個不停，不僅不會感到飢餓，也會降低記憶力。只要運用斷食，就可以提升白天的生產力和夜間的睡眠品質。

解決「各種表現下降」的 21 個睡眠復原力對策

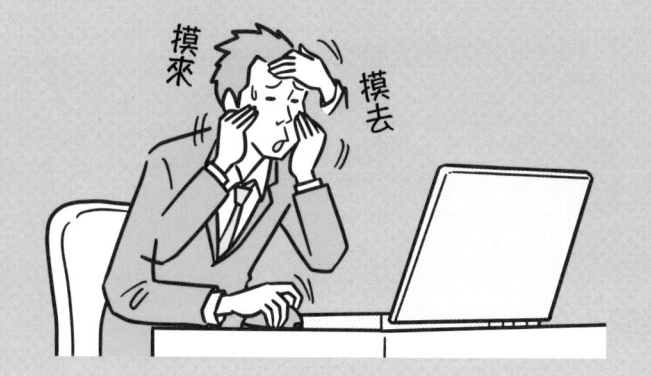

103 睡眠不足又摸臉，容易感冒

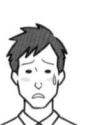

我好容易感冒……

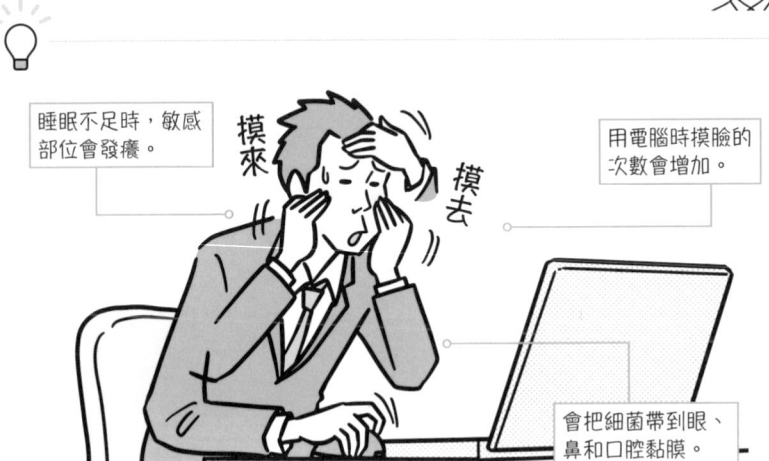

睡眠不足時，敏感部位會發癢。

摸來

摸去

用電腦時摸臉的次數會增加。

會把細菌帶到眼、鼻和口腔黏膜。

ADVICE

睡眠不足時，尤其不能摸臉

　　用電腦時，觸摸眼、鼻、口的次數增加，就會把細菌帶到黏膜。睡眠不足時，盯著電腦螢幕或與人說話等清醒的場面中，會過度分泌讓大腦清醒的組織胺，造成敏感部位發癢。這就是忍不住想要摸臉的理由。會習慣性摸臉的人，要特別注意，睡眠不足時尤其要避免。

> **理論解說**
>
> 　　調查發現，人在使用電腦時，摸臉的次數會增加，多達每5分鐘1～5次，1天等於200～600次。主因是盯著3C螢幕會造成大腦過度清醒，組織胺分泌增加。睡眠不足的話，會更進一步提高組織胺的分泌量。

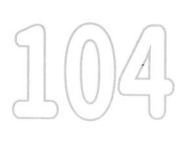
TIPS

104 睡眠也能用在學習上

為了背誦簡報內容，只好犧牲睡眠。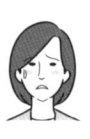

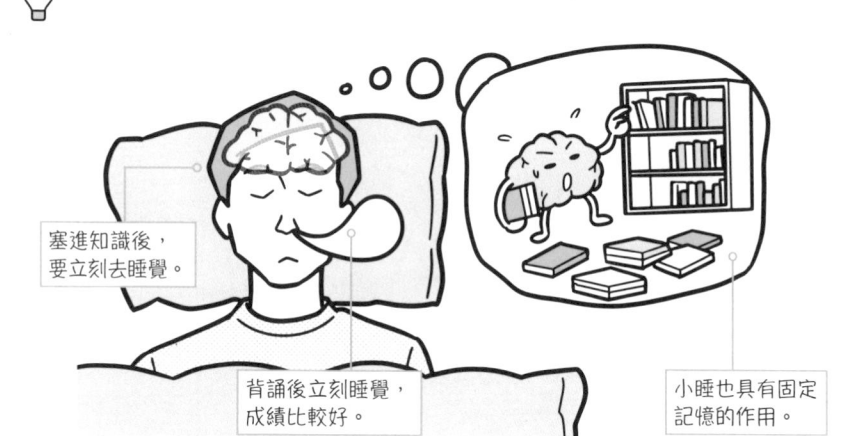

塞進知識後，
要立刻去睡覺。

背誦後立刻睡覺，
成績比較好。

小睡也具有固定
記憶的作用。

ADVICE

把睡眠當成加強記憶的環節

　　研究發現進行背誦學習後，沒有睡覺和有睡覺的組別中，睡覺的組別在測驗中得到更好的成績。專注學習後，就要立刻去睡覺休息。即使是白天的小睡，腦中也會進行記憶重組，讓記憶固定下來。不要只把學習時間的長度視為最重要，也要徹底活用睡眠中的大腦活動。

> **理論解說**
>
> 　　學習後立刻入睡，大腦就會把學到的內容依要素分解，和現有記憶連結在一起保存。再次回想時，會把依要素保存的記憶重新收集在一起，應用能力也會提高。因此比起死背，透過睡眠重新組織記憶的過程，成績會更好。

105 連結香味和學習

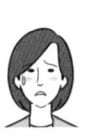

準備證照考試到深夜，卻記不住內容。

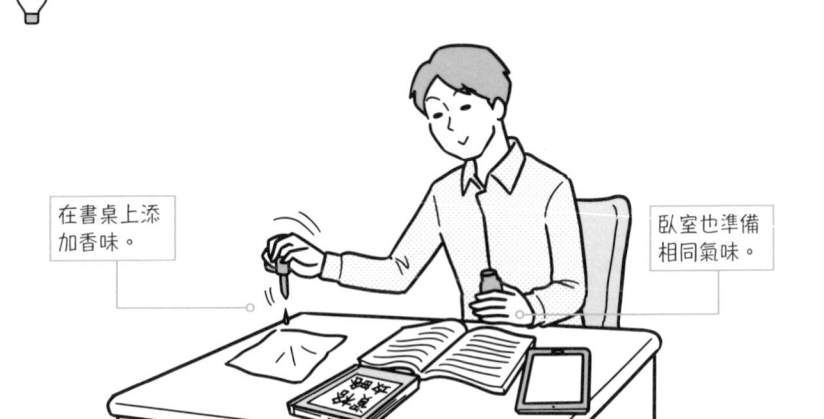

在書桌上添加香味。

臥室也準備相同氣味。

ADVICE
利用香味留下學習細胞

準備喜愛的香氛精油，在面紙滴上 1 滴，放在書桌上。在書桌上學習之後，在臥室也準備相同的香味。實驗發現，聞著玫瑰香味學習後，在睡眠中也聞到相同香味的組別，與其他組別相比，記憶測驗的成績更好。也可以帶著滴上同樣香味的面紙，在考試會場打造出相同的氣味環境。

理論解說

　　大腦為了提升運作效率，會在睡眠期間積極汰除細胞。啟動細胞消滅的過程被稱為細胞凋亡（Apoptosis）。在學習期間聞到香味，接著入睡，被香味標記的細胞就能逃過細胞凋亡，因此香味與細胞的淘汰有關。

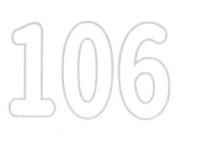

TIPS

106

在洗澡和就寢間的 1 小時學習

我想要短時、速效地準備證照考試。

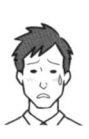

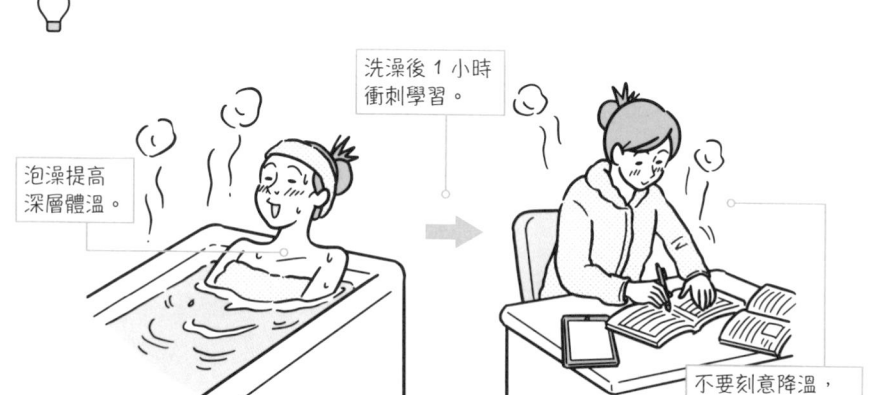

泡澡提高深層體溫。

洗澡後 1 小時衝刺學習。

不要刻意降溫，讓身體自然散熱。

ADVICE

睡前 1 小時最適合背誦學習

為了提高學習效率，可以利用睡眠期間的記憶固定過程。記憶固定是在深眠的慢波睡眠中進行。要打造慢波睡眠，需要讓深層體溫急速下降，因此先透過泡澡來提高深層體溫吧。泡澡後不要讓身體降溫，專注學習，直到深層體溫因散熱而急速下降。

理論解說

一般認為，慢波睡眠中會重播並固定記憶。在記憶固定的過程中，會從入睡前的記憶開始重播。剛入睡前的記憶不會與其他的記憶混在一起，格外鮮明。利用泡澡打造慢波睡眠，把入睡前的 1 小時拿來進行背誦類的學習吧！

107 看電腦螢幕檢查專注力

工作時容易分心……

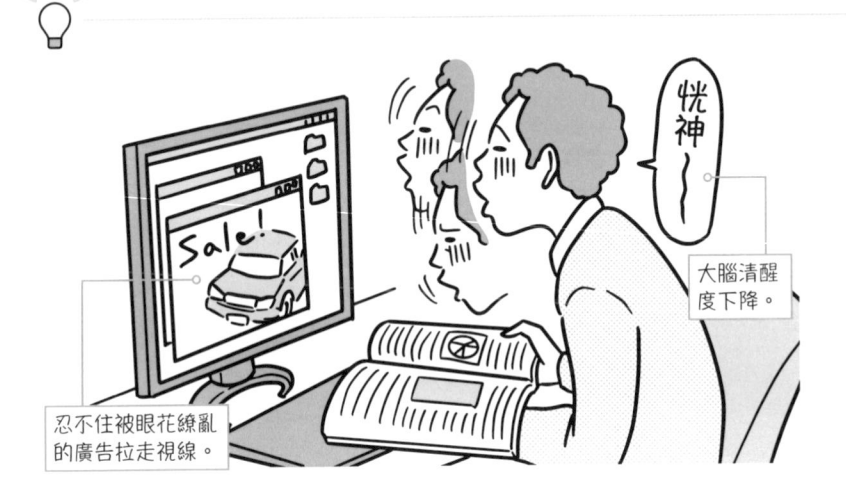

恍神

大腦清醒度下降。

忍不住被眼花繚亂的廣告拉走視線。

ADVICE

分心就代表大腦開始想睡了

工作時如果看到無關的文件或電腦螢幕上的廣告，就會發生微跳視（Microsaccade）現象。這是大腦清醒程度降低的徵兆。這時候並不會感覺到睡意，只是覺得分心而已。如果等到真的想睡時再來處理，就無法迅速回到專注狀態了。發現微跳視現象時，就要進行計畫小睡。

> **理論解說**
>
> 我們在看東西時，眼球會沿著物體的輪廓迅速移動。快速的眼球運動，就稱為跳視（Saccade）。跳視在捕捉視覺資訊時很重要，但清醒程度降低，就會出現多餘活動，一般認為這是進入睡眠的初期階段。

108 為了變瘦，早上要待在窗邊

明明沒吃什麼，卻越來越胖。

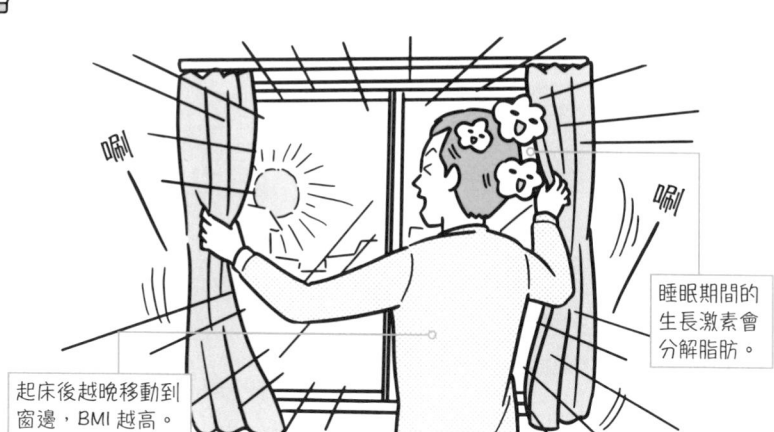

起床後越晚移動到窗邊，BMI 越高。

睡眠期間的生長激素會分解脂肪。

ADVICE

晨光對體重管理很重要

　　很多人以為即使不出門，只要睡眠沒問題就好了。但是研究發現，早上去到窗邊曬太陽的時間越晚，BMI 值就越高。睡眠期間分泌的生長激素會分解脂肪，所以必須把睡眠定位為維持健康體重的必要行為。起床後立刻到窗邊曬太陽，也是減重不可或缺的一環。

理論解說

　　褪黑激素節律延後，睡眠－清醒節律也會跟著延後。深層體溫節律不會立刻延遲，但兩者之間的落差會引發體內同步化失調，造成身體不適。如果褪黑激素節律繼續延後，3 星期後深層體溫節律也會開始延後，睡眠品質跟著下降。

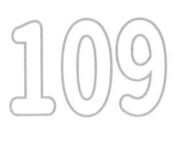

TIPS

109

睡前 30 分鐘
關掉 3C

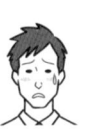

手機會影響睡眠，該怎麼做才好？

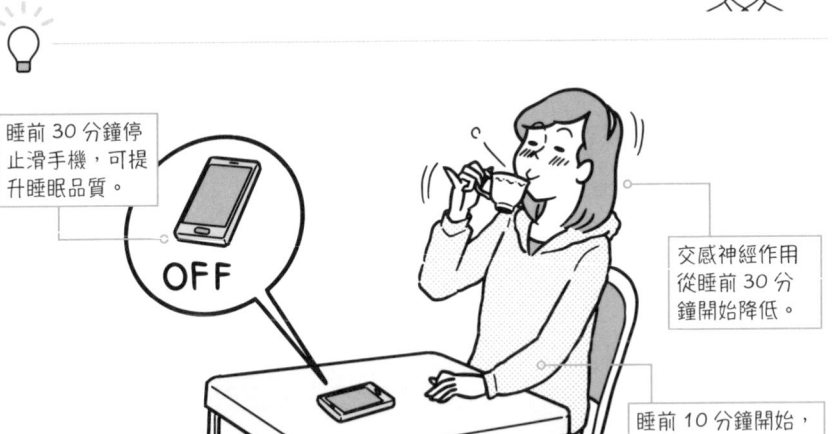

睡前 30 分鐘停止滑手機，可提升睡眠品質。

OFF

交感神經作用從睡前 30 分鐘開始降低。

睡前 10 分鐘開始，皮膚的交感神經作用會急速下降。

ADVICE

配合身體節律行動

　　常說睡前 30 分鐘關手機，這是為了提升睡眠品質，輔助大腦和身體的節律，排除睡眠障礙。大腦和身體從睡前 30 分鐘就開始為睡眠做準備，睡眠初期的品質最好，只要這 30 分鐘停止盯著 3C 產品，就能確保良好的睡眠品質。順應身體的節律，才能輕鬆提升表現。

理論解說

　　睡眠深度分為 4 階段。能感覺到自己在睡覺是睡眠階段 2。從睡眠階段 2 的 20 分鐘前，交感神經會開始停止活躍；10 分鐘前皮膚的交感神經作用會急速下降，這些都是為了順利入睡的生理機制。

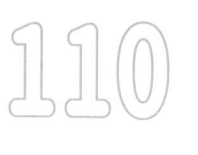
TIPS

110 肌力訓練
比走路更助眠

1天1萬步了，還是睡不著……

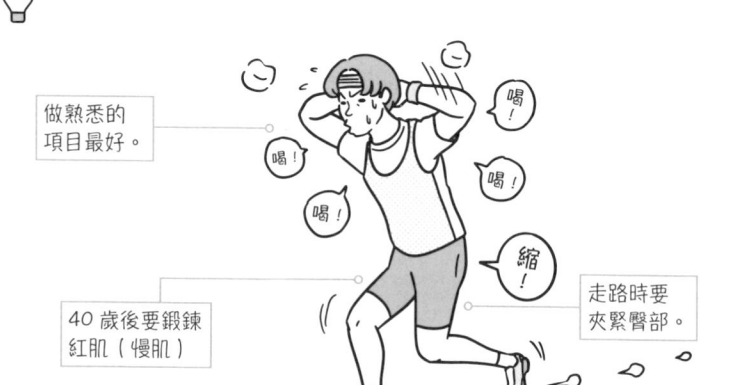

做熟悉的
項目最好。

喝！
喝！
喝！
縮！

40歲後要鍛鍊
紅肌（慢肌）

走路時要
夾緊臀部。

ADVICE

靠肌力訓練提升睡眠品質！

　　如果有累了就睡得著的思維，就
會在睡不著覺時拚命走來走去，想要讓
身體疲倦。有時候這樣是無法改善睡
眠的，必須從科學角度重新定義「疲
累」。產生熱能的肌肉越多，深層體溫
節律的落差就越大。只要知道肌力訓練
可以改善睡眠，該做什麼就很明確了。

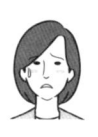

理論解說

　　睡眠與運動的相關
研究，過去主要是針對
有氧運動，但最近開始
注意到肌力訓練和睡眠
的關係。透過這些研究
發現，只要進行肌力訓
練，即使睡眠量不變，
睡眠品質也能改善。

第8章　解決「各種表現下降」的21個睡眠復原力對策

189

增加紅肌，睡得更好

最好的肌力訓練是，以前也做過的熟悉項目，因為容易持之以恆。比起 1 星期 1 次的激烈運動，1 星期 4 天的輕度肌力訓練其實更助眠。

人體產生能量的方法，會隨著年齡而變化。年輕時是以燃燒醣分，製造瞬間爆發力的糖解作用為主，但四十歲後，以肌肉中的粒線體（Mitochondrion）製造持久力為主。四十歲後重要的是，增加含有許多粒線體、支持身體的紅肌（慢肌），所以要選擇使用到紅肌的訓練項目，例如瑜伽、皮拉提斯和深蹲等訓練體幹的運動。平時走路時，也要收緊臀部。

＼想知道更多／

以 3 MET 運動為大腦補充營養

運動不只是調節睡眠節律，對大腦也有許多好處。研究發現，神經營養的腦源性神經營養因子（Brain-derived neurotrophic factor，BDNF），可以透過運動增加。

這裡說的運動，是指**每星期進行 3 次 30 分鐘的低強度（3MET）運動**。MET 即代謝當量，是顯示運動強度的單位。3MET 相當於行走、輕度肌力訓練、站著使用吸塵器的運動量。在生活中加入這種強度的運動，就可以增加供應大腦的營養。就像本書所介紹的，養成在傍晚時段進行輕度肌力訓練的習慣，也可以預防失智和憂鬱。

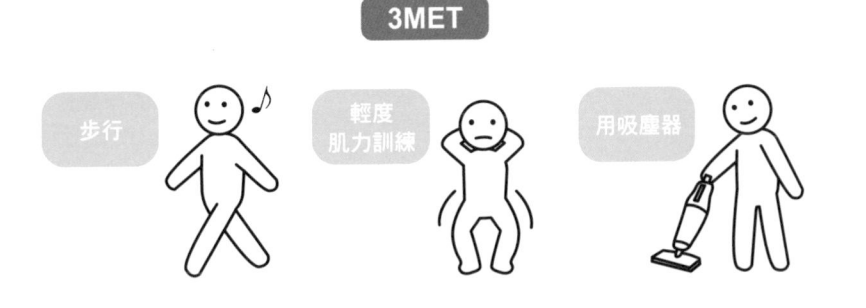

3MET

步行　　輕度肌力訓練　　用吸塵器

111 在早上寫日記

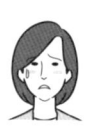

晚上寫日記，越寫越沮喪……

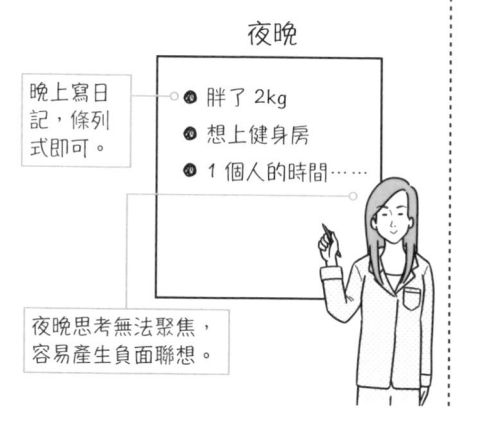

夜晚

晚上寫日記，條列式即可。

- 胖了 2kg
- 想上健身房
- 1 個人的時間……

夜晚思考無法聚焦，容易產生負面聯想。

早上

11 點打電話給佐藤。
然後……

寫下一早浮現腦中的想法，思考更集中。

ADVICE

早上只會留下重要記憶

　　夜間容易產生負面聯想，所以日記容易越寫越沮喪。將思考進行記憶外部化，有助於阻止思考停滯，所以晚上寫日記時，條列式就好。相反地，早上起床後，可以把浮現腦海的想法寫成文章。夜間睡眠時，大腦會刪除不需要的記憶，所以早上醒來後還記得的事，是大腦判斷重要的記憶。

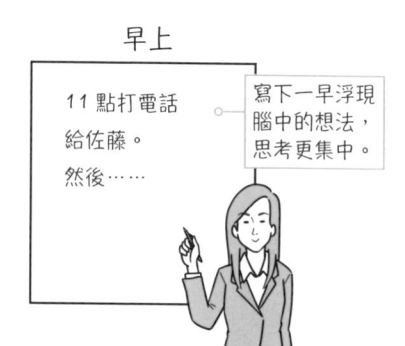

理論解說

　　連續清醒的時間一長，就難以抑制神經活動，思考變得散漫無章，最後就是發生負面聯想。負面思考容易引發心跳加速等生理反應，當思考與這樣的生理反應結合在一起，會更加負面，結果就會身陷煩惱，不可自拔。

第8章　解決「各種表現下降」的21個睡眠復原力對策

191

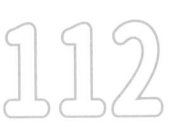

場所　飲食　入浴法　光線　運動　睡眠計畫　**身心管理**

112 自己的行動 自己決定

即使嘗試新挑戰，也無法持續……

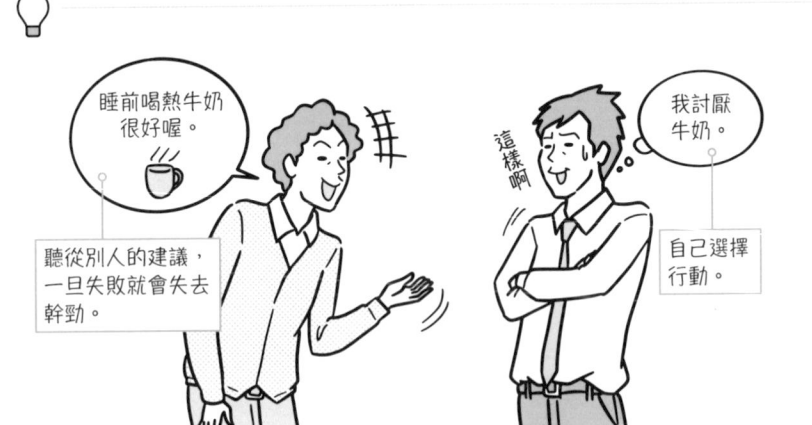

睡前喝熱牛奶很好喔。

聽從別人的建議，一旦失敗就會失去幹勁。

這樣啊

我討厭牛奶。

自己選擇行動。

ADVICE

自己定下的行動就不會失敗！

　　在培養新習慣時，要自己下定決心，那麼即使不順利，也能維持幹勁。網路資訊、權威人士的著作或醫師指示等等，來自別人的資訊不要照單全收，而該當成興趣或補充知識。如此一來，就能培養出遇到挫折時，設法修正解決的思維。

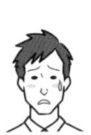 理論解說

　　幹勁與內側前額葉皮質（Medial prefrontal cortex）有關。如果靠別人的指示或報酬來激發幹勁，仰賴外在動機，一旦失敗，內側前額葉皮質的活動就會下降，幹勁全失。若是基於自己決定行動的內在動機，即使失敗，內側前額葉皮質依舊活躍。

場所　飲食　入浴法　光線　運動　睡眠計畫　身心管理

113 晚上吃零食時用盤子裝

> 醫生說我有呼吸中止症，要減肥。

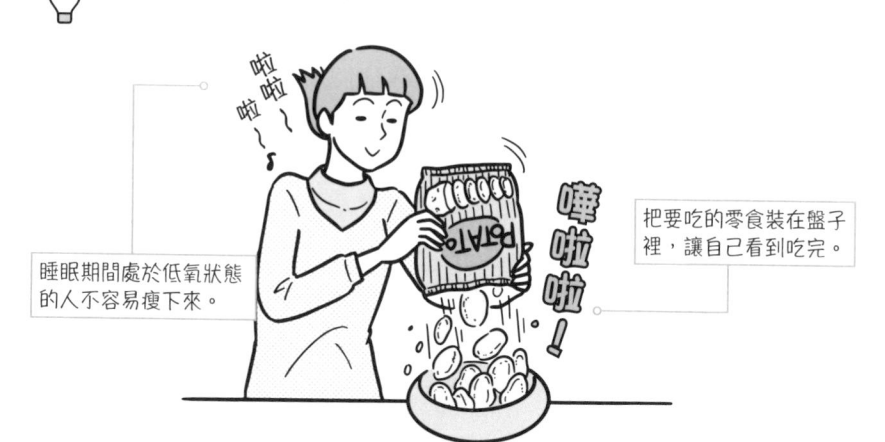

啦啦啦

嘩啦啦！

睡眠期間處於低氧狀態的人不容易瘦下來。

把要吃的零食裝在盤子裡，讓自己看到吃完。

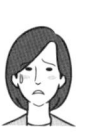

ADVICE

晚上想吃點心，是荷爾蒙在作怪

　　會打鼾和有睡眠呼吸中止症的人不容易瘦下來，是因為睡眠期間缺氧，白天和夜晚就不易有飽足感。會整天吃個不停，不是意志力的問題，而是荷爾蒙在作祟。為了減少零食的攝取量，不要直接從袋子裡拿出來吃，而是倒在盤子裡，漂亮擺盤。讓大腦看見零食吃完的樣子，就可以為行為畫下句點。

理論解說

　　睡覺時仰躺，舌頭肌肉會被重力往下拉。喉嚨被肌肉堵住，硬要讓空氣通過時就會發生打鼾現象。呼吸受到阻礙，陷入低氧狀態，讓大腦清醒的食慾素（Orexin）就會增加。食慾素會減少飽足荷爾蒙瘦蛋白的分泌，讓人胃口大開。

第 8 章　解決「各種表現下降」的 21 個睡眠復原力對策

TIPS

114 調整腸道環境，提高睡眠品質

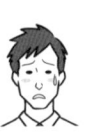

> 嚴重便祕也和睡眠有關嗎？

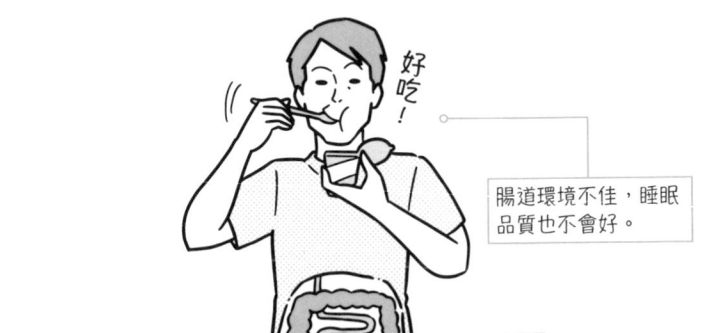

好吃！

腸道環境不佳，睡眠品質也不會好。

改善睡眠，腸胃也會跟著改善。

腸道內的細菌會發揮睡眠物質的功用。

ADVICE

睡眠改善，腸道環境也會改善

　　有說法認為睡眠改善，腸道也會跟著變健康。腸道功能與睡眠有密切的關係。三餐和睡眠都是每天必做的事，因此不管從哪一方改善，兩者都會同步改善。從有興趣、容易持續的地方開始做吧。睡眠改善，腸道環境跟著改善，良好的腸道環境能提升眠力，形成良性循環。

理論解說

　　消化器官活動的收縮，就和睡眠週期一樣，以 90 分鐘為一個循環。來自大腸細菌的胞壁醯肽（Muramyl peptide）類，會透過介白素 1β [Interleukin 1 beta (IL-1β)] 發揮睡眠物質的作用。也就是說，只要腸道節律規律，晚間就能得到優質睡眠。

場所　飲食　入浴法　光療　運動　睡眠計畫　身心管理

115 白天笑臉迎人

為什麼睡得好，表情就會明亮？

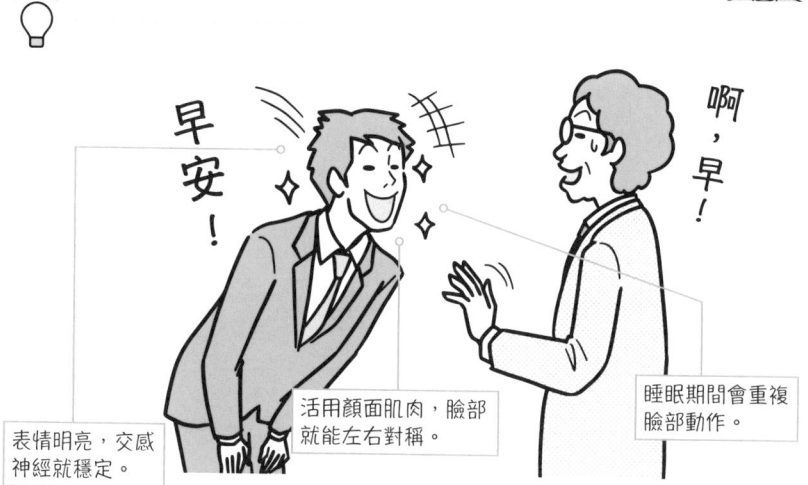

早安！

啊，早！

表情明亮，交感神經就穩定。

活用顏面肌肉，臉部就能左右對稱。

睡眠期間會重複臉部動作。

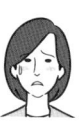

ADVICE

表情改變，心情也跟著改變

　　一覺好眠的舒適體驗，會透過迷走神經收集起來，讓影響表情的顏面神經和動眼神經等，變得開朗明亮。用這樣的表情與人交流，迷走神經便會抑制交感神經的活動，提升睡眠品質。臉部五官的位置由肌肉強度決定，因此表情明亮，充分活動臉部肌肉，就會變成左右對稱的表情。

理論解說

　　腦神經之一的迷走神經，有一部分的功能是透過社會性交流，來鎮定交感神經活動。笑臉迎人，與人交流→自律神經穩定→睡眠品質提升→表情更明亮，會出現這樣的良性循環。在印象研究中發現，左右對稱並有一項特徵的臉，給人的印象最好。

笑容與心理關係的實驗

　　有個知名的實驗，用嘴巴橫咬鉛筆，形成咧嘴笑的表情，就會認為正在讀的漫畫特別有趣。這個實驗中，一組用門牙咬住鉛筆，呈現微笑，另一組則是用上下唇含住筆，無法擺出笑容，然後再請兩組讀同一部漫畫，評價漫畫是否有趣。這場實驗主旨是調查即使參加者並未有意微笑，是否也能發揮笑容的效果。結果咬住鉛筆，裝出笑容的組別，認為漫畫更有趣。

　　近來由於遠距工作，以及戴口罩生活，人們變得比平常更不容易看到彼此的表情。這種情形下，有些誇張的笑容，更有助於交流溝通。身在難以用表情交流溝通的環境中，更要積極露出笑容，才能打造積極又正面的大腦。

理論解說

　　笑臉迎人時，自律神經中的腹側迷走神經會活躍，抑制交感神經。構成自律神經活動的三個階層（如下圖），位於上方的神經系統，會覆蓋並抑制下方的神經系統，使其無法發揮作用。但如果上方的神經系統低落，抑制力就會消失，使下方的神經系統發揮作用。

　　上方的神經系統活躍，下方的神經系統又會受到壓抑。神經系統的相關性，打造出我們每一天的身體狀況。

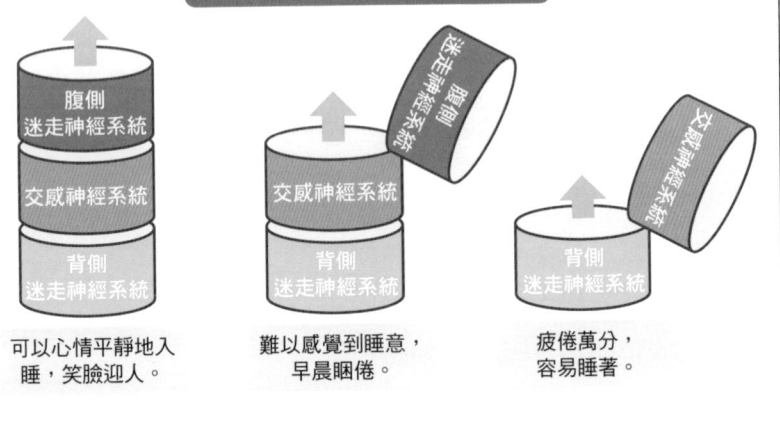

三種神經系統的抑制關係

可以心情平靜地入睡，笑臉迎人。

難以感覺到睡意，早晨睏倦。

疲倦萬分，容易睡著。

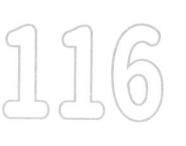

TIPS
116 固定用餐時間，預防時差

有沒有減少時差的方法？

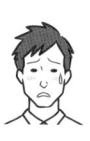

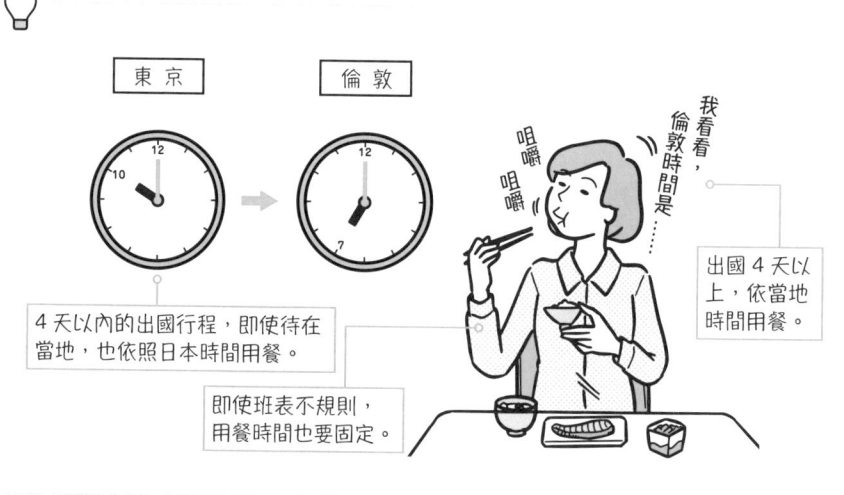

東京　倫敦

我看看，倫敦時間是⋯⋯

咀嚼 咀嚼

4 天以內的出國行程，即使待在當地，也依照日本時間用餐。

出國 4 天以上，依當地時間用餐。

即使班表不規則，用餐時間也要固定。

第 8 章　解決「各種表現下降」的 21 個睡眠復原力對策

ADVICE
固定用餐時間！

　　要解決時差或不規則的班表，可以利用出國前就配合當地時間用餐的定錨用餐法。4 天以上的出國行程就根據當地時間用餐；4 天以內的出國行程，為了減少回國後的時差，還是依照日本時間用餐。找到 1 天當中最容易配合的時間，在那一餐吃最飽。

理論解說

　　TIPS 10 提到，早餐對生物節律影響最大，但其他的用餐時間，也會建立起和光線不同的生物節律。在相同的時間用餐，固定生物節律，稱為定錨用餐。如果減少進食次數，會更容易調整兩地時差。

117 用高 GI 值早餐 阻止深夜嘴饞

> 我好像會在半夜爬起來吃東西。
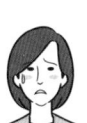

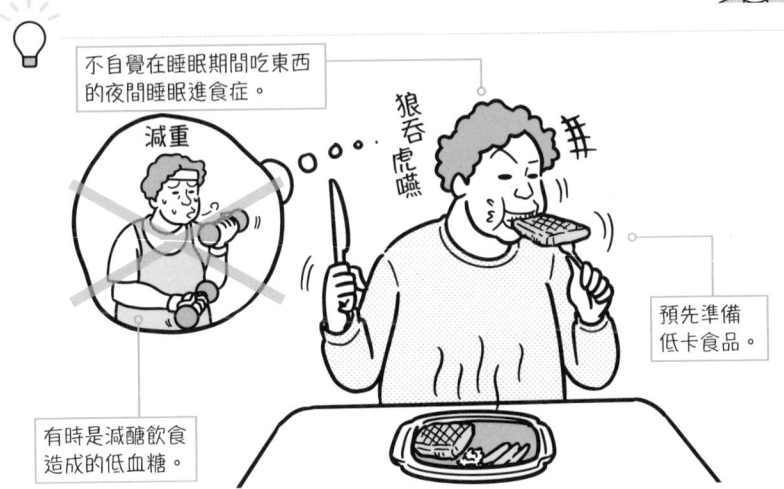

不自覺在睡眠期間吃東西的夜間睡眠進食症。

減重

狼吞虎嚥

預先準備低卡食品。

有時是減醣飲食造成的低血糖。

ADVICE

執行減重，卻忍不住在深夜偷吃

在毫無自覺的情況下，半夜吃光晚餐的剩菜或零食，隔天早上大吃一驚，這種情況稱為睡眠進食症（Sleep-related eating disorder）。這經常發生在減重的人身上，主因是低血糖。有時可以用 TIPS 11 介紹的方法解決，但是熬夜或喝太多酒時，就有可能再次復發。

🔍 理論解說

睡眠進食症不會有肚子餓或口渴引發食慾的感覺，和餓到醒來跑去吃東西截然不同。有時是夢到和食物相關的夢，引發吃東西的行動。經常會挑選高熱量食物。有

時本人會為了體重增加而苦惱，減少白天的進食量，或為了減重而過度運動。

記得自己在半夜吃東西的情況，稱為夜間進食症（Night eating syndrome）。這是無法克制衝動而進食，這段期間人是完全清醒的。有時也會在晚餐到入睡前過度進食。

有個現象和睡眠進食症及夜間進食症非常類似，那就是低血糖所引發的夜間飲食行動。其實在戒糖減重期間，有時會發生半夜吃東西的現象。執行戒糖時，白天的葡萄糖減少，刺激食慾的荷爾蒙飢餓素也會減少。

熬夜之後的隔天就寢前，飢餓素會增加，但由於白天飢餓素過少的反作用力，飢餓素會在開始入睡時過度增加，引發進食行動。解決方法之一是早餐食用高 GI 值的食物。高 GI 值的食物會強力影響生物節律，在早餐食用就容易變成晨型節律。

飲食也是打造生物節律的因子，要把進食和睡眠放在一起思考，相輔相成調整生物節律，有時就能減少半夜進食的行為了。

＼想知道更多／

預先準備低卡食物

如果出現半夜進食行為，不需要勉強停止，先試試看能不能自己決定吃下肚的東西。很多時候，半夜吃下肚的都是麵包或巧克力，這時**可以預先準備減重食品或蒟蒻果凍這類低卡又有飽足感的食物**。

進食時有意識的話，比起衝動之下亂吃一通，食用這些預先準備好的食物，就會對原以為失控的行為重拾掌控感。

成功改變行為之後，再試著自我分析，是想要透過進食得到什麼？是嚼勁？吞嚥感？還是甜味？回顧吃到什麼東西就可以順利再次入睡，如果發現關鍵要素，就準備能夠滿足該要素的食物。從包容進食行為開始，逐漸改變進食形態，最後便可以改善到喝水後就可以再回去睡了。

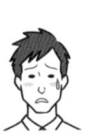

TIPS

118

高專注力的心流體驗

> 下午精神恍惚，工作進度落後……

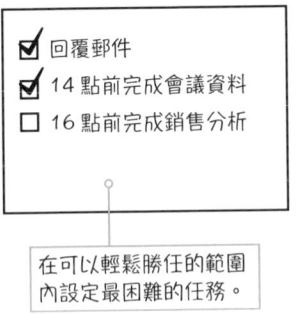

工作待辦事項

- ☑ 回覆郵件
- ☑ 14 點前完成會議資料
- ☐ 16 點前完成銷售分析

在可以輕鬆勝任的範圍內設定最困難的任務。

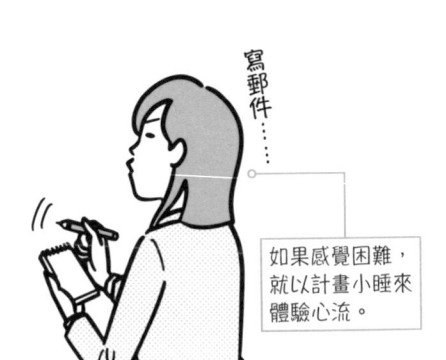

寫郵件……

如果感覺困難，就以計畫小睡來體驗心流。

ADVICE

營造高專注力

　　專注投入一件事，忘記時間流逝的狀態，心理學家契克森米哈伊（Mihaly Csikszentmihalyi）命名為「心流」（Flow）。當任務難易度與自己的能力相契合時，就會進入心流。任務太難會拖延不想做，但過於簡單，又會因為無聊而分心。設定任務很重要，但可以最輕鬆打造出心流體驗的就是計畫性小睡。

理論解說

　　心流體驗中大腦的視覺皮層及聽覺皮層的活動會顯著下降，感受不到多餘的刺激和雜音。心流體驗會感覺到身體自動自發，時間一眨眼就過去了。研究發現，這種心流體驗容易發生在 TIPS 3 介紹的利用自我覺醒法的小睡之後。

119 運動訓練後要延長睡眠時間

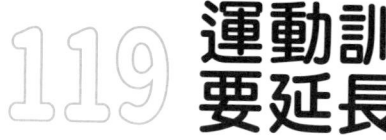

只睡 3 小時就夠嗎？

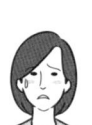

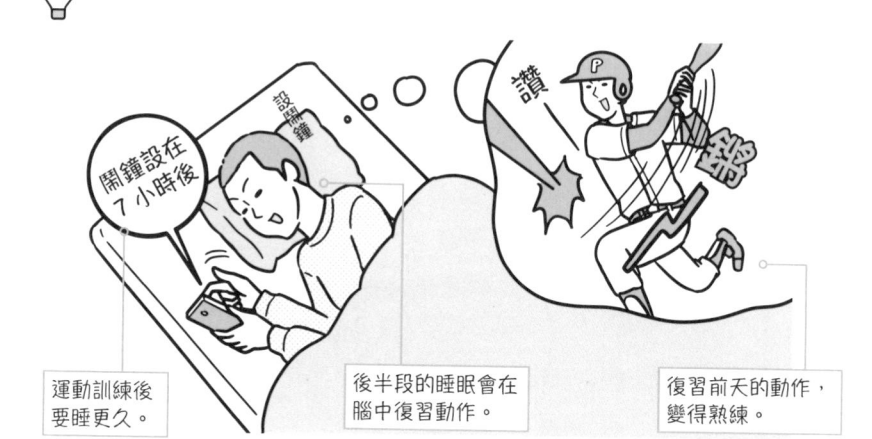

鬧鐘設在
7 小時後

設鬧鐘

讚

運動訓練後
要睡更久。

後半段的睡眠會在
腦中復習動作。

復習前天的動作，
變得熟練。

ADVICE

練習後的當晚要睡更久

　　有人會想，既然深眠集中在睡眠前半段，後半段的睡眠減少也沒關係。但後半段的睡眠會重複我們每天進行的動作，修正誤差，使動作更熟練。運動訓練時，意識只放在肢體運用，但經過夜間睡眠後，動作會更熟練。練習的日子，如果延長睡眠時間，能進一步提高訓練效率。

> **理論解說**
>
> 　　動作記憶稱為程序記憶（Procedural memory）。有一項實驗調查睡眠與程序記憶的關係。進行電腦打字練習後，睡 3 小時和睡 7 小時的組別中，後者複試的成績提升了。醫界認為睡眠後半的快速動眼睡眠與動作的熟練度有關。

第 8 章　解決「各種表現下降」的 21 個睡眠復原力對策

201

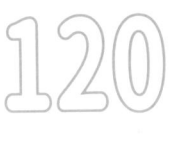
TIPS

120 訓練前鋸肌 解決脖子痠痛

> 早上起床脖子很痠痛，是不是應該換個枕頭？

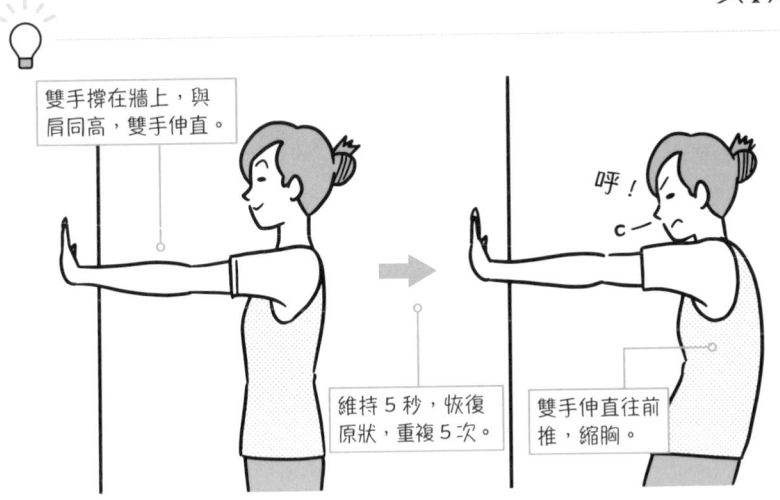

雙手撐在牆上，與肩同高，雙手伸直。

維持 5 秒，恢復原狀，重複 5 次。

呼！

雙手伸直往前推，縮胸。

ADVICE

以前鋸肌減輕脖子負擔

　　枕頭只是輔助工具。想消除疼痛，必須鍛鍊肌肉。脖子痠痛的人，有時候肩胛骨內側會突出。這代表支撐肩胛骨的前鋸肌衰弱無力，必須勤加鍛鍊。雙手撐在牆上，與肩同高，接著伸直雙手，頭部不動，手向前推牆。接著胸口就會內縮，背部蜷曲。維持 5 秒後恢復原狀，重複 5 次。

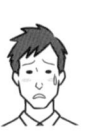

理論解說

　　肩膀關節是一種懸掛關節，是以肩胛骨周圍的肌肉懸掛著手臂重量的結構。如果肋骨沒有拉住肩胛骨，手臂的重量就會施加在脖子上，造成脖子痠痛。前鋸肌會將肩胛骨內側向前拉，所以當前鋸肌無力，肩胛骨靠背骨的一側就會突出。

留意使用電腦時的姿勢

從側面觀察頸椎會呈現稍微往前彎曲的形狀。如果正常的前彎角度歪掉，就會對頭部、背部和腰部肌肉造成負擔，產生疼痛和僵硬。頸椎全部共有 7 節，分成由第 1、2 節構成的上頸椎，以及由第 3 至 7 節構成的下頸椎。上頸椎負責頭部活動。

你觀察過自己坐下後筆直盯著電腦螢幕和手機時，頸部是呈現什麼姿勢嗎？如果是探頭往前看的姿勢，表示頸椎前彎的角度已經不對了，要重新調整看螢幕和手機時的頭部動作。

坐下後筆直看向前方，脖子不動，只低頭往下看螢幕。第 1、2 節頸椎位在頭部後方骨頭凹進去的位置，比下巴高上許多，剛好就在兩邊耳洞的高度。想像有一根細棒橫向貫穿兩邊耳朵，頭部以這根棒子為軸心動作，就能在不改變脖子彎曲度的情況下看螢幕了。

如果維持伸頭看螢幕的姿勢，不只是工作、學習時會對頸脖造成負擔，也會影響夜間睡眠。頸椎向後彎曲，呼吸道會變窄，嘴巴容易打開，提高打鼾和睡眠呼吸中止症的風險。

平時就意識到兩耳軸心，固定頸部只活動頭部，睡眠期間的姿勢就會逐漸改善。為了減少白天的負擔，不妨礙夜間修復，以兩耳為軸心活動頭部吧。

理論解說

維持良好的姿勢，避免頭部往前突出，也有助於提升生產力。這與本書開頭的睡眠不足測驗中提到的工作記憶有關。負責工作記憶的背外側前額葉皮質（Dorsolateral prefrontal cortex，DLPFC）與前扣帶皮層（Anterior cingulate cortex，ACC）和頂上小葉（Superior parietal lobule）這些部位緊密連繫。

頂上小葉處理姿勢與工作的關係，針對像是手要如何動作才能順利執行工作，收集來自身體的資訊，反映在接下來的動作。電腦和手機等電子媒體的工作，任何姿勢都可以做，因此很少有人認為良好的姿勢與工作表現有關。

但是對大腦來說一樣都是工作，如果使用電腦的姿勢不良，來自頂上小葉的資訊就會收集不完全，前扣帶皮層沒辦法遮蔽掉多餘的資訊，結果背外側前額葉皮質就會去關注多餘的身體情報，導致工作遲緩。

姿勢不端正會讓人分心去注意目的以外的資訊，或是做起與工作無關的事。用電

腦時，雙腳要踩地，肛門收緊，筆直面向前方，只低頭看螢幕。維持正確姿勢，工作記憶就容易發揮，生產力也會提升。

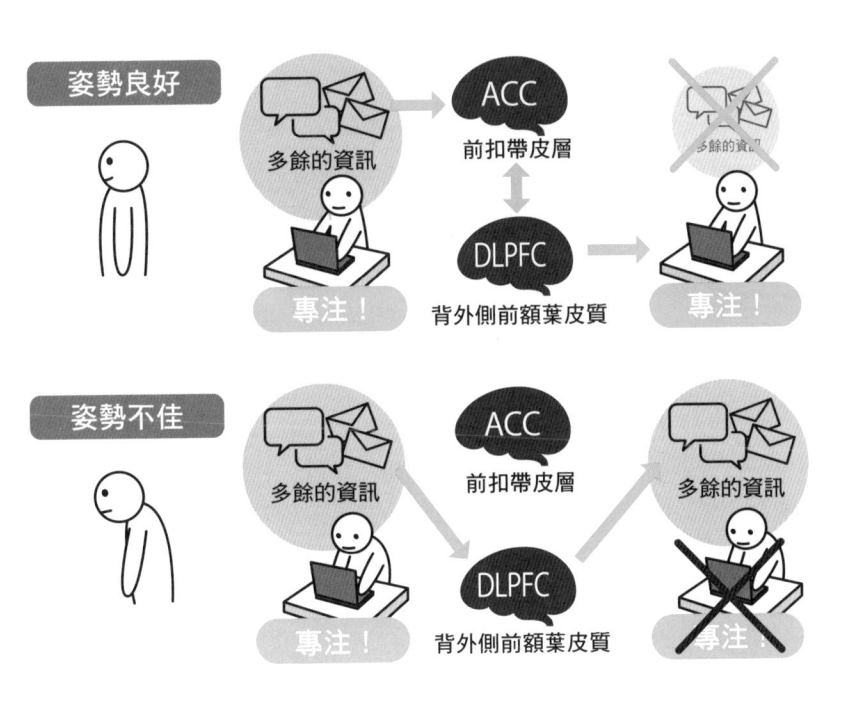

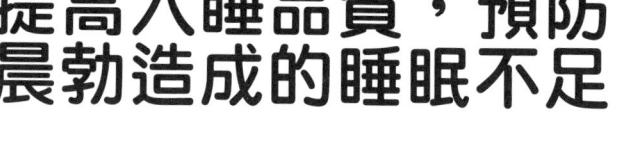

121 提高入睡品質，預防晨勃造成的睡眠不足

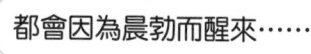

都會因為晨勃而醒來……

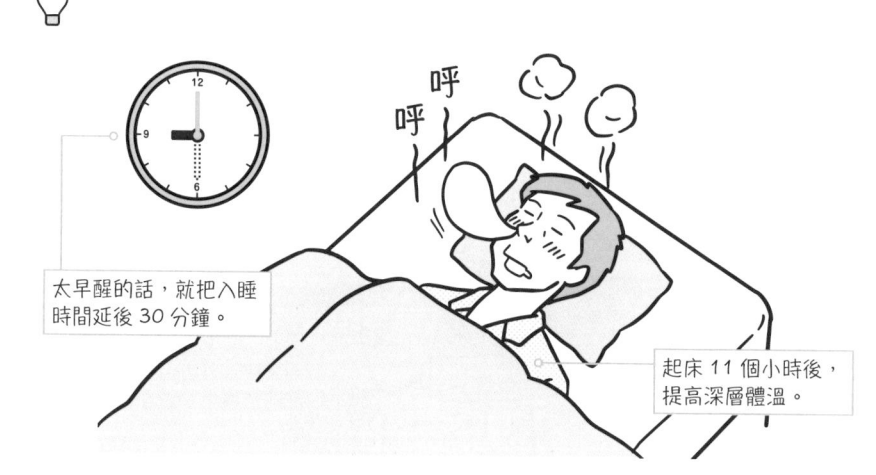

太早醒的話，就把入睡時間延後 30 分鐘。

起床 11 個小時後，提高深層體溫。

呼 呼

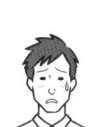

ADVICE

改變生理現象發生的時機

　　快速動眼睡眠的初期，會發生陰莖勃起的現象。快速動眼睡眠多半出現在睡眠後半，有時會持續 1 小時。如果陰莖持續勃起，有時早上會因此而醒來，造成睡眠不足。如果快速動眼睡眠的比例增加，就會出現這類煩惱。因此要調整睡眠形態，在睡眠前半段製造深眠。如果太早醒來，可以用延後就寢時間來解決。

理論解說

　　陰莖勃起會發生在快速動眼睡眠開始時，陰莖動脈會擴張，骶骨神經活化，肌肉收縮。快速動眼睡眠的陰莖勃起，與夢境內容或性慾無關。如果是伴隨疼痛而導致無法入睡的情況，會被診斷為睡眠相關疼痛性陰莖勃起。

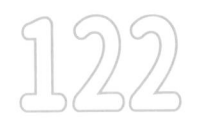

TIPS

122 比起獎金，小睡更能提升生產力

> 是否應該增加獎金來提升生產力？

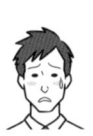

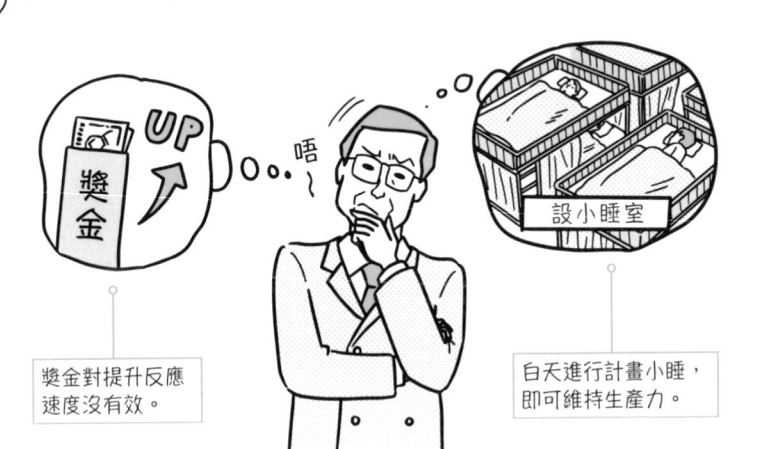

設小睡室

獎金對提升反應速度沒有效。

白天進行計畫小睡，即可維持生產力。

ADVICE

想提高生產力，就讓員工好好睡

即使想要藉由調高獎金來提升生產力，其實也沒有效。早上醒來後，時間經過越久，人的反應就會越遲鈍，但是研究發現，小睡之後可以維持反應速度。即使對不進行小睡的組別發放獎金，也無法改善工作時的反應速度。比起激勵幹勁，計畫性小睡更能確實維持生產力。

理論解說

實驗內容是在 1 天中進行 4 次反應速度測驗，第 1 次最快，然後依序下降，第 4 次最慢。但如果在第 2 次與第 3 次之間小睡，接下來的反應速度就能維持水準。至於沒有小睡的組別，即使發獎金，反應速度也沒有提高。

白天的專注力差，有可能是脫水

越來越多人向我求助，說戴著口罩或遠距工作，會造成白天專注力下降，工作到一半睡著。有可能的原因是脫水。有些人會在公司座位旁放保特瓶飲料或保溫杯，隨時補充水分，但是在家工作時，卻忙到忘記喝水。

另外，即使到公司上班，如果戴著口罩，就很難察覺口渴，忘記補充水分。脫水與工作中睡著這兩件事，**雖然尚未有直接的因果關係，但是在臨床上，有時進行水分補給後，就能改善不小心睡著的情形。**

理論解說

有一項研究指出以相同的姿勢連續工作的弊害。在檢驗工作姿勢與工作正確度的實驗中，比起歪斜的姿勢，端坐的姿勢，工作成果更佳。即使是坐著，如果長時間工作，正確度還是會下降。

檢查腦波後發現切換思考的速度、對新資訊的反應都明顯下降。即使姿勢端正，如果長時間維持相同的姿勢工作，仍然會造成大腦功能低落。那麼，該以怎樣的頻率改變姿勢才好？標準是 **30 分鐘**。

研究發現維持相同的姿勢 30 分鐘，血液循環就會停滯。大腦是以血液作為營養來源，要維持大腦活動，就必須每 30 分鐘變換一次姿勢。要維持血流暢通，自然也需要補充水分。補充水分的基準是 60 分鐘 1 次 180 毫升，也就是 1 杯水的量。

工作時的 4 大休息點

有人問我如果要在工作中間休息，應該多久休息一次才好？**以大腦功能來看，有 4 個休息點。**

首先，將維持固定腦波狀態定義為專注的情況，大腦維持固定腦波狀態的極限是 4 分半。想事情時，我們很難超過 5 分鐘都在想同一件事，會天馬行空地聯想到別的事情上。因此在思考問題時，**要以 5 分鐘為單位，如果想了 5 分鐘還是沒有頭緒，就應該先打住，投入其他任務。**

如果從事動手的工作，像是整理文件，大腦就會切換成預設模式網路（DMN）。有時先前在思考的內容，資訊會在這時統合在一起，靈光一閃，因此比起不停鑽研思考同一件事更有效率。

　　其次，研究發現人在每 16 分鐘，就會想到 1 次接下來的規劃。比方說上網查資料時，很難查同一件事超過 15 分鐘。會看到影片廣告，或想到其他好奇的事，開始搜尋起來。**查資料時以 15 分鐘為單位**，查了 15 分鐘仍然沒有結果的話，就要打住。

　　要維持大腦的表現，血流超過 30 分鐘就會開始停滯，而腦力工作的極限是 90 分鐘。以 5 分鐘、15 分鐘、30 分鐘和 90 分鐘為基準，依據不同的任務來區隔作業時間，會比連續做同一種工作更有效率，成果更好。

不同任務的休息時機

5min　15min　30min　　　　　　90min

想事情
查資料
固定姿勢的極限
腦力工作的極限

123 改善睡眠和減鹽要雙軌並進

最近家人說我做的菜變得很鹹……

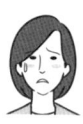

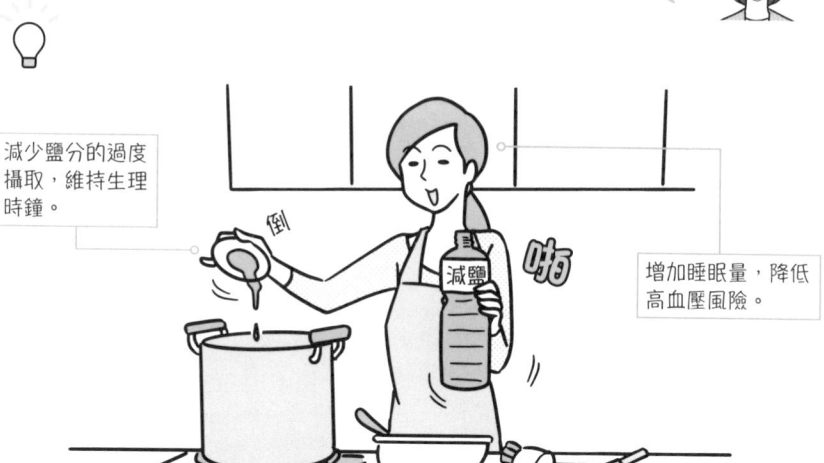

減少鹽分的過度攝取，維持生理時鐘。

倒

減鹽

哈

增加睡眠量，降低高血壓風險。

ADVICE

睡眠不足會導致味覺遲鈍

　　人在攝取過多鹽分時，會提早感到昏昏欲睡，但如果沒有在這時候入睡，就會無意識間增加鹽分攝取量。這是身體在發出有必要增加睡眠量的信號，如果繼續熬夜，就只是不斷地提高血壓上升的風險。必須減鹽和改善睡眠雙軌並進。

理論解說

　　飲食太過重鹹時，過度攝取的鹽分會對腎臟和肝臟的時鐘基因發生作用，把生理時鐘提前3小時。這被認為是人體為了消除睡眠不足而過度攝取鹽分，想要藉此增加睡眠時間。也會因為睡眠不足而想吃重鹽。

第8章　解決「各種表現下降」的21個睡眠復原力對策

睡眠不足，存不了錢

睡眠不足造成工作記憶低落

如果睡眠不足，工作記憶就會低落。工作記憶是記住未來行動所需的資訊，排除不必要的資訊。如果工作記憶功能低落，就容易被多餘的資訊拉走專注力。比方說出門購物時，看到「熱銷貨！」的廣告就會衝動購物，然後忘記原本要買什麼。

有資料顯示，睡眠不足的人，存款金額較少。這是睡眠不足導致工作記憶低落，篩選資訊的能力下降而亂花錢所致。**如果工作記憶功能良好，就可以專注達成目的。**

睡眠規律，也可能減少加班

睡眠不足會讓人分心去注意無關的郵件或文件，忘記眼前的工作。結果現在進行中的工作效率會變差，處理到一半的文件越堆越多，辦公桌亂七八糟。平時桌面就文件堆積如山的人，有時著手改善睡眠，大腦就變得井井有條，桌面就能恢復清爽。

工作記憶會與篩選資訊的前扣帶皮層，以及負責專注的背外側前額葉皮質合作，排除多餘資訊，只要它們能確實發揮功能，就不會迷失該做的事。若是睡眠不足，就會陷入工作記憶低落、加班變多的惡性循環。

第 9 章

讓成果視覺化的
睡眠記錄

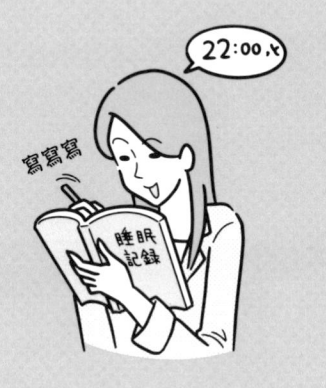

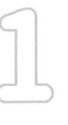

1 要改善睡眠，記錄不可或缺

◆ 訓練睡眠感！

　　訓練主觀的睡眠感覺，就可以實際改善睡眠。人不會記得前天的睡眠狀況。如果不記得，就容易向人抱怨我根本沒睡飽，但其實很多時候還是有稍微睡著。如果使用「根本沒睡飽」這種說法，就會讓自己陷入不安，因此要改善睡眠，首先必須記錄睡眠狀況，確認事實。

◆ 看起來睡眠充足，實際上睡眠不足的人要小心

　　睡眠有主客觀的認知落差。有時即使覺得睡不好，在別人看來卻是精神充沛，或是自認為沒有睡眠困擾，其實睡眠腦波頻繁中斷。主客觀的落差越大，心理問題的風險就越高。

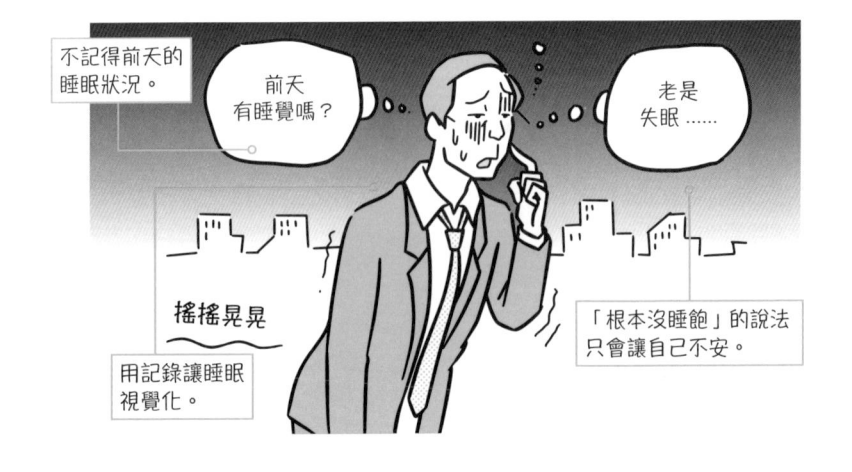

2　睡眠記錄的寫法

◆ 讓睡眠視覺化，遠離失眠不安

　　準備劃分成 24 小時的時間軸表格，把睡覺的時間塗黑，待在床上的時間畫箭頭，感覺到睡意的時間則以斜線塗滿。人很容易忘記睡眠狀況，因此要盡量趁剛醒來的早晨做記錄。手寫很重要，這是為了訓練自己的主觀而寫，即使半夜醒來也不要看時鐘，順從身體感覺，大概記錄即可。

◆ 睡眠記錄最好用手寫

　　手寫記錄的話，不光是視覺，觸覺和手部動作本體感覺的資訊也會傳送到大腦。感覺資訊會集中到後方聯合區，接著傳送到

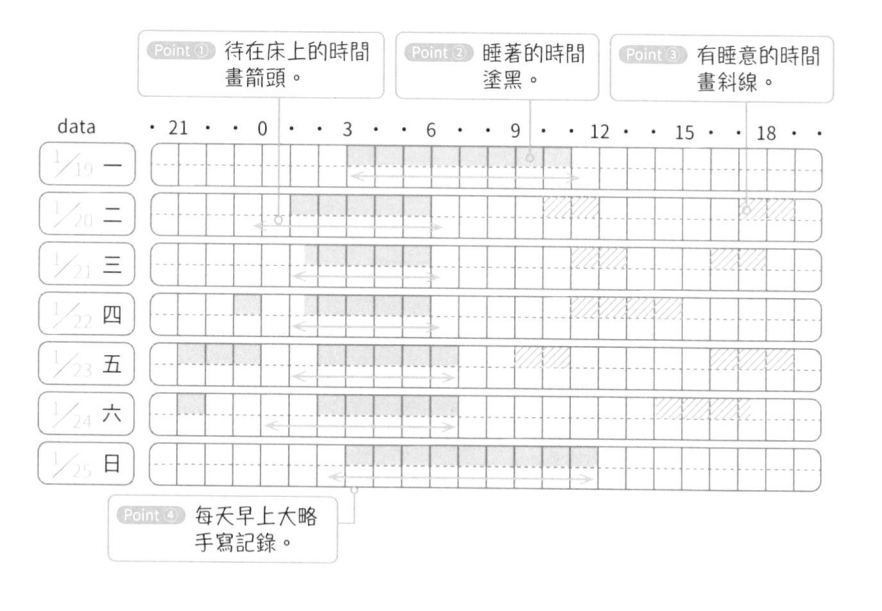

決定行動的額葉。感覺資訊越豐富，資訊就越鮮明，不會只依靠額葉的思考就魯莽行事，而能夠基於事實，選擇行動。

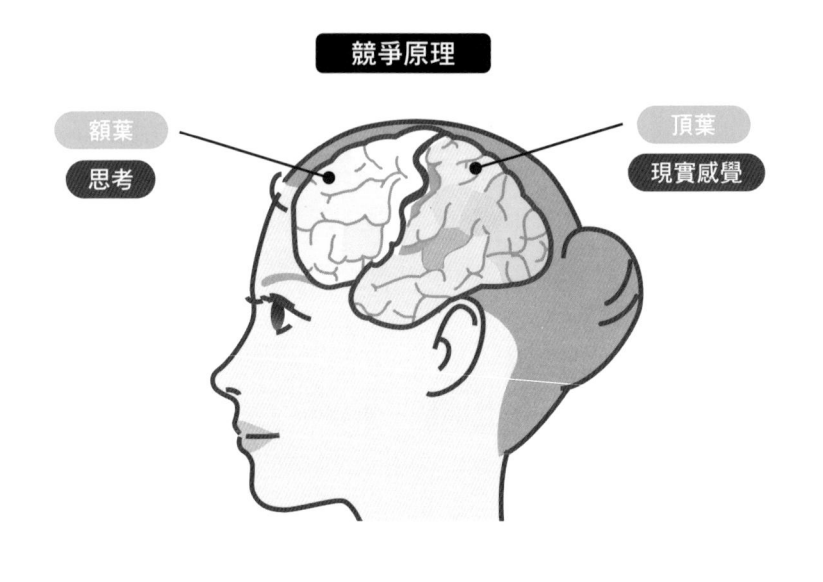

競爭原理

額葉
思考

頂葉
現實感覺

只要看記錄就能知道解決方法

◆ 藉由視覺化俯瞰自我！

　　持續記錄幾天後，請在平均的入睡時間和起床時間畫線。如果箭頭的線比入睡時間更前面，表示上床時間太早，請延後就寢時間。為了將每天起床時間的差距縮小在 3 小時以內，起床 3 小時後先畫上起床的線，接下來坐著睡回籠覺也沒關係。然後在起床 11 小時後畫線，從起床到這段時間要避免打瞌睡。

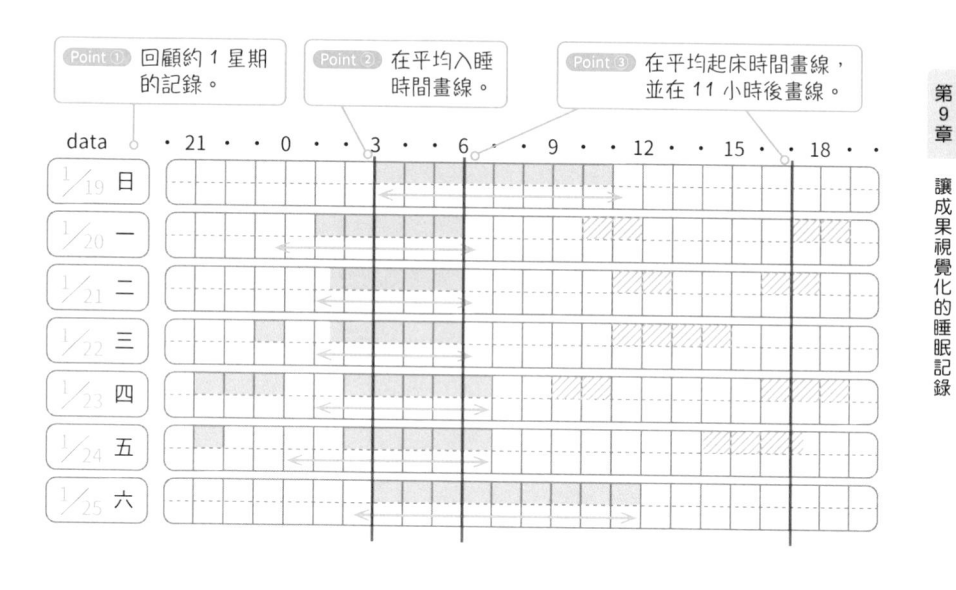

◆ 什麼是後設認知？

　　從第三者觀點，俯瞰自我行動的能力稱為後設認知。後設認知主要由額葉的布羅德曼 10 區（Brodmann area 10）負責。將主觀的睡眠視覺化，予以回顧，這樣的過程就是在訓練後設認知，只要後設認知的能力增強，就能正確認識事實，選擇符合科學原理的行動，就不容易陷入不安了。

布羅德曼分區中的第 10 區

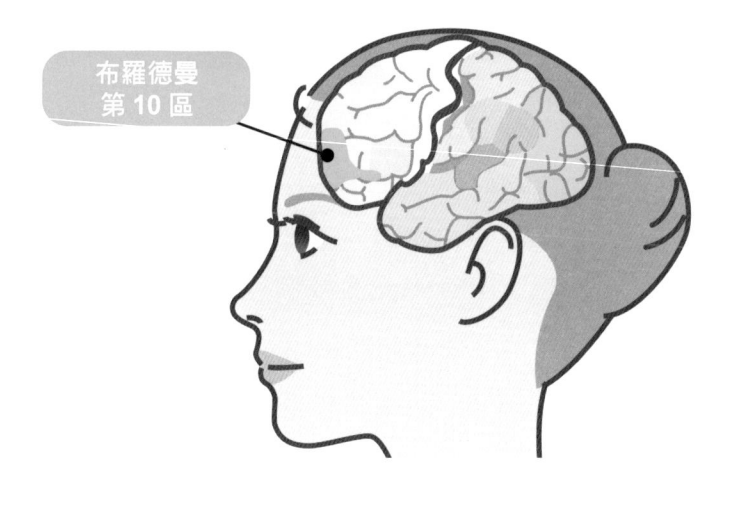

布羅德曼
第 10 區

4 沒有記錄，就不要隨便建議

◆ 無法確認事實，就無法解決問題

若有人向你求助睡眠問題，請先把對方昨晚到今早的睡眠狀況記錄下來，然後詢問這是否為每一天的平均狀況。如果不是，也要將不同的模式記錄下來。記錄之後，依第 9 章第 3 節的步驟進行分析，就可以了解為何會發生問題、有哪些解決方式。相反地，如果在沒有記錄的情況下聆聽煩惱，就無法解決問題，只會越來越不安。

回應記憶不確實的睡眠困擾，就會與別人比較而更加不安，或是讓坊間的俗說越傳越廣。不要與他人比較，為了避免被聽到的說法影響，寫下記錄是最具體的，而不是在模糊不清的狀況下討論。只要做記錄，任何問題都能找到解決的頭緒。

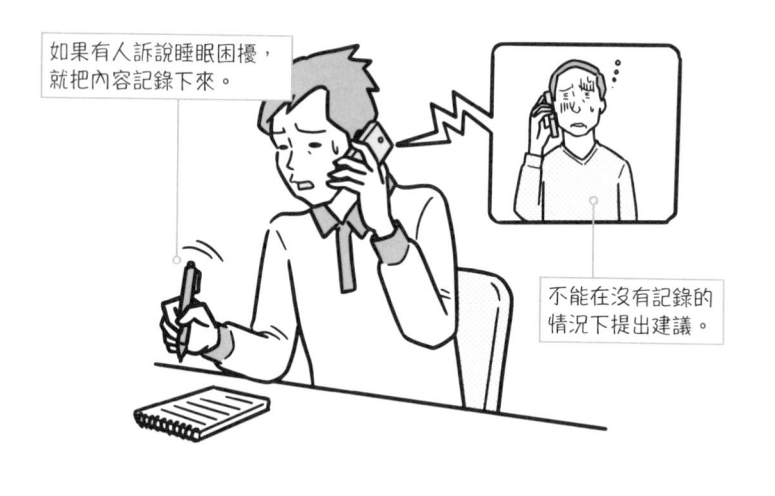

如果有人訴說睡眠困擾，就把內容記錄下來。

不能在沒有記錄的情況下提出建議。

讓睡眠成為你的最強幫手！

　　讀完本書，各位覺得如何？希望各位能親身嘗試一下本書提到的 123 個妙方，就能在睡眠節律的 2 星期單位後，感受到大腦和身體的變化。本書也有一些適合傳授給別人的妙方，許多讀者反應，只是告訴親友「書上這樣寫喔」，就解決了對方長年來的睡眠困擾。

　　就像我在開頭所說，我們只是從未學習過睡眠知識，所以對睡眠一無所知。只要了解睡眠，很多狀況根本不是大問題。睡眠很容易成為茶餘飯後的話題。不少人聽到別人說「我 1 天睡 5 小時就夠了，你睡太久了啦」，或是「我總是一躺下就睡著，連續睡 8 小時都不會醒」，便拿來和自己的睡眠狀況比較，沮喪不已，結果因此失眠。

　　閒聊時雖然會交流睡眠資訊，但也等於是給彼此施

加睡眠壓力。睡眠這種沒有實體而且記憶會模糊的情況，根本不需要和他人比較。為了預防這樣的不安，本書提出製作睡眠記錄，進行自我分析的解決方法。人們會為了睡眠，和身邊的人比較，激起不安的情緒，這是因為沒有共通的知識基礎。

2002 年開始大學醫院成立了睡眠科，如今睡眠研究已蔚為風潮，我們也容易接觸到經過科學實證的資訊了。只要能吸收這些資訊，活用在充實每一天的生活上，閒聊提到睡眠時，就不會動輒感到不安，而是升級為知識交流，討論該如何利用睡眠更安全地發揮表現。

2020 年由於新冠肺炎肆虐全球，早起上班上學的社會生活節律崩壞，社會也開始包容五花八門的生活形態，每個人在相同時段做相同事的時代已一去不復返。

越是自由的生活形態，就越難維持生物節律，結果輕鬆戰勝睡眠問題與挫折連連的人逐漸拉大差距。本書提到的生物節律是每個人都天生具備的，但光是具備並不會發揮功能。必須自覺到往後的時代，是連幾點開始要做什麼事都得自己決定的時代，磨練妥善運用生物節律的技術。

最後，如果本書不僅是改善了各位的睡眠，還讓各位對自己的大腦和身體機制產生興趣，將是我莫大的喜悅。了解自己，就可以和自己好好共處，就能實現理想中的美好生活。

請務必以睡眠入門，主動對自身保持好奇心。由衷祈禱各位讀者往後更加安康活躍。

2021 年 2 月 菅原洋平

索引 （按筆畫排序）

國家圖書館出版品預行編目資料

快眠大全：利用光線×溫度×腦科學的 123 個高效
睡眠休息法，終結身心腦疲勞 / 菅原洋平作；王華
懋譯 .-- 初版 .-- 臺北市：三采文化，2022.05
　　面；　　公分 .-- （三采健康館；159）
ISBN 978-957-658-798-6（平裝）

1.CST：睡眠　2.CST：健康法
411.77　　　　　　　　　　　　111004104

個人健康情形因年齡、性別、病史和特殊情況
而異，本書提供科學、保健或健康資訊與新
知，非治療方法，建議您若有任何不適，仍應
諮詢專業醫師之診斷與治療。

suncolor
三采文化集團

三采健康館 159

快眠大全

利用光線×溫度×腦科學的123個高效睡眠休息法，終結身心腦疲勞

作者｜菅原洋平　　插畫｜hiranonsa　　譯者｜王華懋

編輯二部 總編輯｜鄭微宣　　主編｜李婉婷　　美術主編｜藍秀婷　　封面設計｜李蕙雲

版權部協理｜劉契妙　　內頁排版｜陳佩君　　校對｜黃薇霓

發行人｜張輝明　　總編輯長｜曾雅青　　發行所｜三采文化股份有限公司

地址｜台北市內湖區瑞光路 513 巷 33 號 8 樓

傳訊｜TEL:8797-1234　FAX:8797-1688　　網址｜www.suncolor.com.tw

郵政劃撥｜帳號：14319060　　戶名：三采文化股份有限公司

本版發行｜2022 年 5 月 13 日　　定價｜NT$380

働く人の疲れをリセットする 快眠アイデア大全
(Hatarakuhito no Tsukare wo Reset suru Kaimin Idea Taizen : 6640-7)
© 2021 Yohei Sugawara
Original Japanese edition published by SHOEISHA Co.,Ltd.
Traditional Chinese Character translation rights arranged with SHOEISHA Co.,Ltd.
through Japan Creative Agency Inc.
Traditional Chinese Character translation copyright © 2022 by SUN COLOR CULTURE CO., LTD.